Für die Heldin in dir

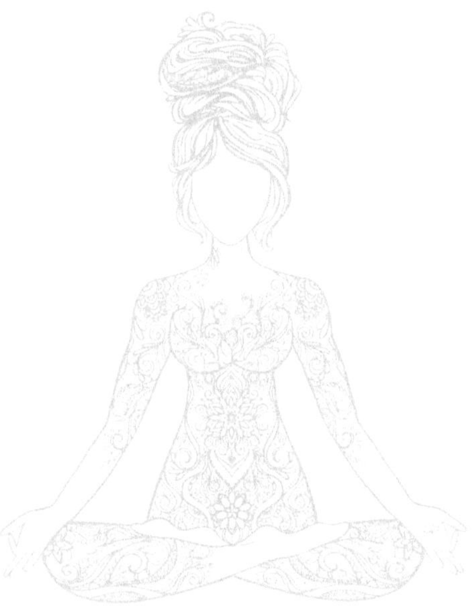

„Erfahrungen aus der Zeit weit vor der Geburt beeinflussen und formen die Persönlichkeit eines Menschen. […] Wissenschaftler haben bewiesen, dass sich selbst die geringste Erfahrung in Körper und Geist niederschlägt – sowohl vor wie nach der Geburt. Nährende Erfahrungen von der Empfängnis an führen zu körperlicher und geistiger Gesundheit, während schädliche Einflüsse Krankheit zur Folge haben."

(Deepak Chopra, 2005: 9)

Bibliografische Information der Deutschen Nationalbibliothek:
Die Deutsche Nationalbibliothek verzeichnet diese Publikation in der Deutschen Nationalbibliografie; detaillierte bibliografische Daten sind im Internet über http://dnb.d-nb.de abrufbar.

Das Werk ist in einer verlagskonform geschlechtsneutralen Schreibweise verfasst. Wenn vom „Arzt" die Rede ist, ist daher gleichzeitig auch stets die „Ärztin" gemeint.

1. Auflage	April 2016
© 2016	edition riedenburg
Verlagsanschrift	Anton-Hochmuth-Straße 8, 5020 Salzburg, Österreich
Internet	www.editionriedenburg.at
E-Mail	verlag@editionriedenburg.at
Lektorat	Dr. Heike Wolter, Regensburg
Fachlektorat	Anna Rockel-Loenhoff, Unna
Bildnachweis	Coverheldin: © topshots – Fotolia.com; Sonnenuntergang: © redaktion93 – Fotolia.com; Mandalas und Yoga-Grafiken: © anvino – Fotolia.com; Yoga-Positionen: Schmetterling: © fizkes – Fotolia.com; Hocken, Katzenbuckel: © eurobanks – Fotolia.com; Beckenschaukel: © Wavebreakmedia-Micro – Fotolia.com; Kleine Brücke, Dreieck-Haltung: © Alexander Yakovlev – Fotolia.com
Satz und Layout	edition riedenburg
Herstellung	Books on Demand GmbH, Norderstedt

ISBN 978-3-903085-05-3

Doris Moser

Schwangerschaft schafft Heldinnenkraft

Dein Guide für eine selbstbestimmte Schwangerschaft und kraftvolle Geburt

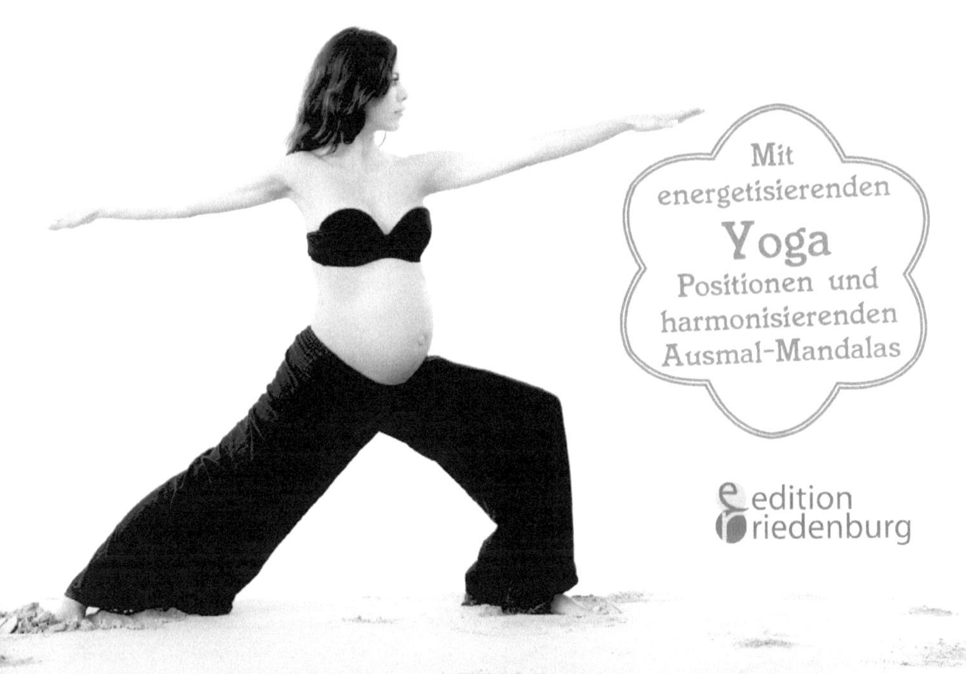

edition riedenburg

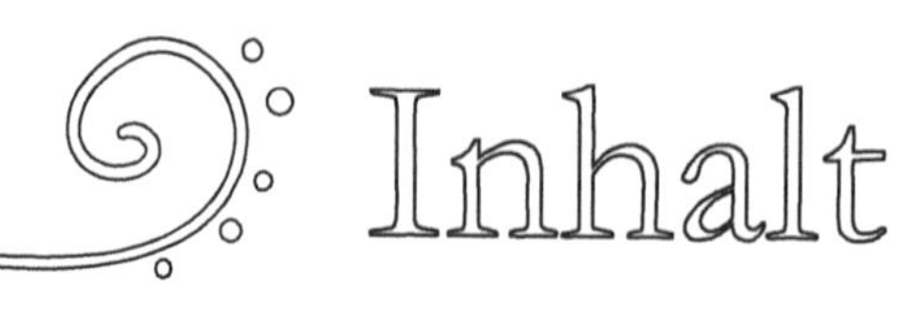

Inhalt

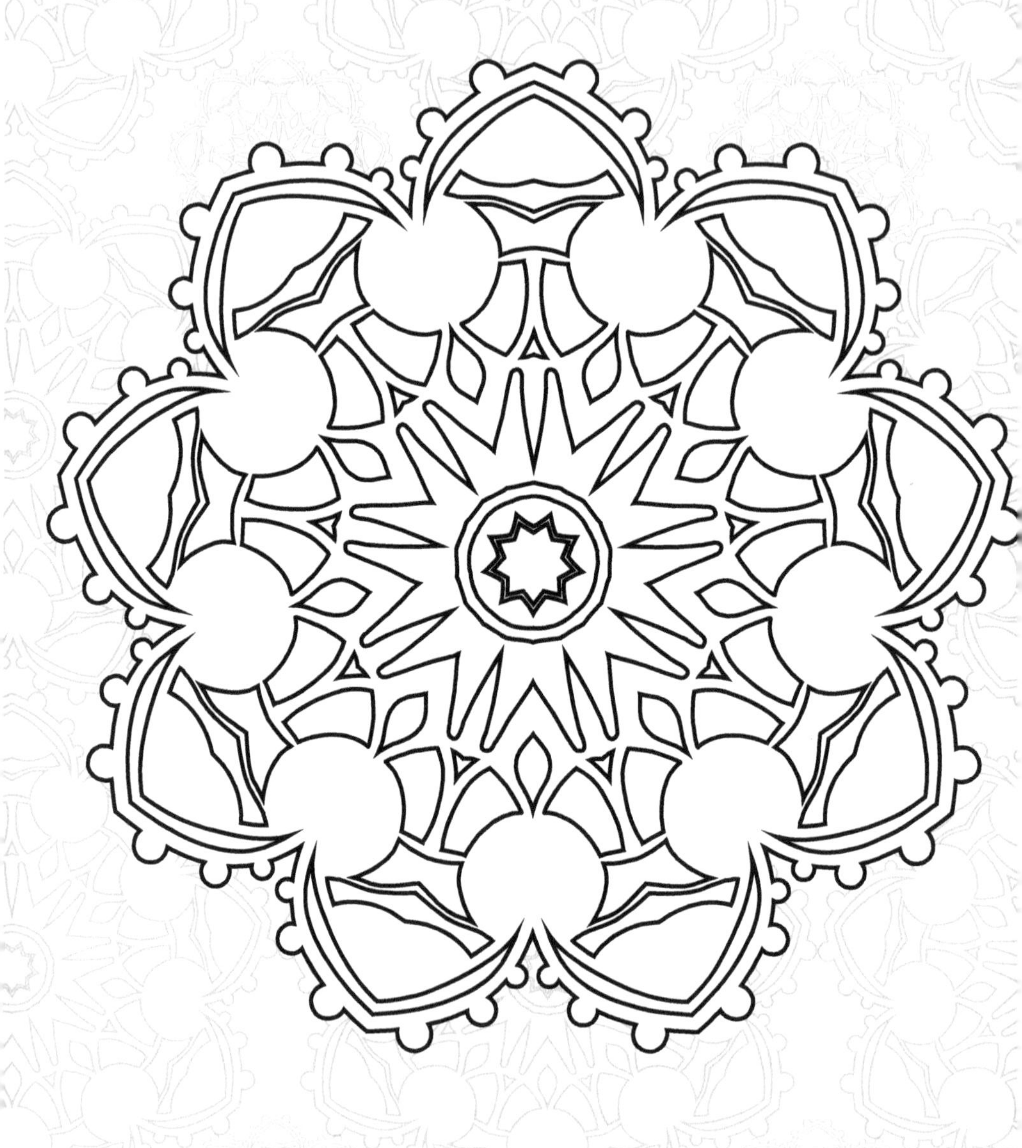

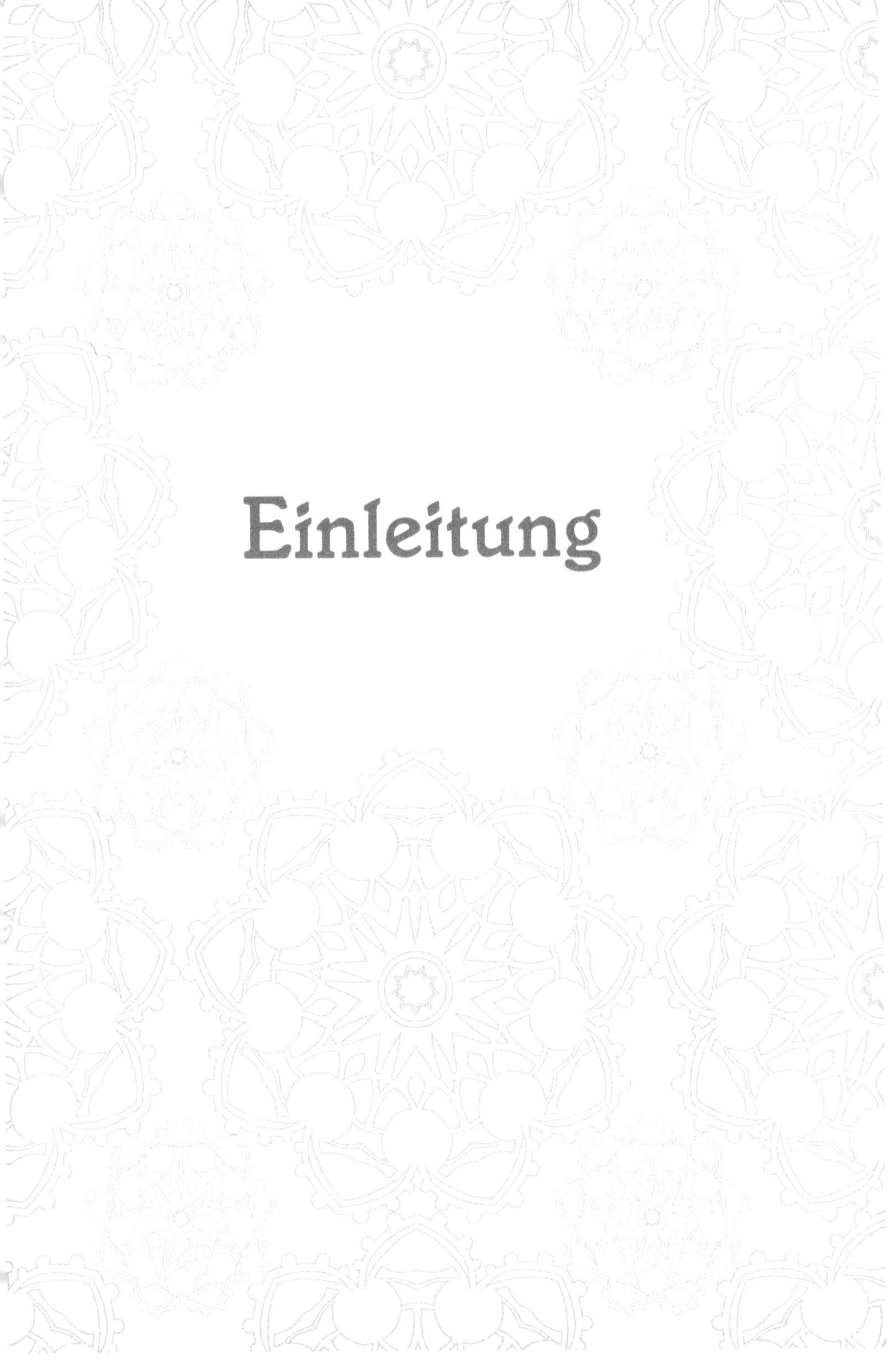

Einleitung

Die Zeit der Schwangerschaft ist eine außergewöhnliche Zeit! Neues Leben wächst im Inneren der Frau heran. Das kann eine emotionale, aber auch körperliche Herausforderung sein.

Glücklicherweise hat die Natur es so eingerichtet, dass wir diesen Lebensabschnitt normalerweise ganz gut meistern können. Zusätzlich haben wir die Möglichkeit, diesen Lebensprozess aber auch ganz bewusst positiv zu beeinflussen und zu gestalten. Wir tragen die Verantwortung für unser Leben und haben auch in diesem besonderen Lebensabschnitt der Schwangerschaft die Aufgabe, eigenverantwortlich für unser eigenes Wohlbefinden und das unserer ungeborenen Kinder Sorge zu tragen.

Wer gut auf seine körperlichen und seelischen Bedürfnisse achtet, wird im Bedarfsfall auch professionelle Hilfe und Unterstützung (z. B. durch Psychologen, Therapeuten, Osteopathen usw.) in Anspruch nehmen.

Manchmal kann es trotz aller präventiver Eigenmaßnahmen dazu kommen, dass die Mutter und/oder ihr Kind medizinische Unterstützung benötigen. Es ist gut zu wissen, dass medizinische Angebote flächendeckend vorhanden sind und für alle Frauen offen stehen.

Dennoch liegt es vor allem im Verantwortungsbereich der werdenden Mutter, für sich und ihr ungeborenes Kind Sorge zu tragen und alles dafür zu tun, die körperliche und seelische Gesundheit zu erhalten.

Doch was bedeutet es eigentlich, einen „gesunden“ Lebensstil zu pflegen? Was braucht der Mensch, um sich gesund zu fühlen?

Das kann individuell ganz verschieden sein und sich auch von Zeit zu Zeit ändern, aber es gibt bestimmte Dinge, die grundlegend für Gesundheit und Wohlbefinden ausschlaggebend sind: gute Ernährung, regelmäßige Bewegung und ausreichend Erholungsmöglichkeiten sowie die Pflege der eigenen Psyche (Psychohygiene).

Eine schwangere Frau kann also aktiv dazu beitragen, um die Schwangerschaft als Zeit des Wohlbefindens und der Freude erleben zu können. Das Schlüsselwort heißt: Selbstvorsorge.

Durch die Selbstvorsorge erlangt die werdende Mutter Eigenmacht und Selbstbestimmtheit. So kann sie bereits in der Schwangerschaft jene Art von Kraft erlangen, die sie gelassen der Geburt entgegenblicken lässt und auf die sie auch dann zurückgreifen kann, wenn das Baby erst einmal geboren ist. Wir nennen sie in diesem Buch die „Heldinnenkraft".

Die Zeit der Schwangerschaft kann außerdem genützt werden, um ganz in die eigene Kraft zu kommen und die Urfrau in sich zu wecken. Eine starke, selbstbewusste Frau wird wissen, was gut für sie und das ungeborene Kind ist und worauf beide lieber verzichten wollen.

Hast du Lust bekommen? Dann wecke deine Urkräfte und mach jeden einzelnen Tag deiner Schwangerschaft zu einem Heldinnentag!

Die Ausmal-Mandalas helfen dir dabei, ganz loszulassen.

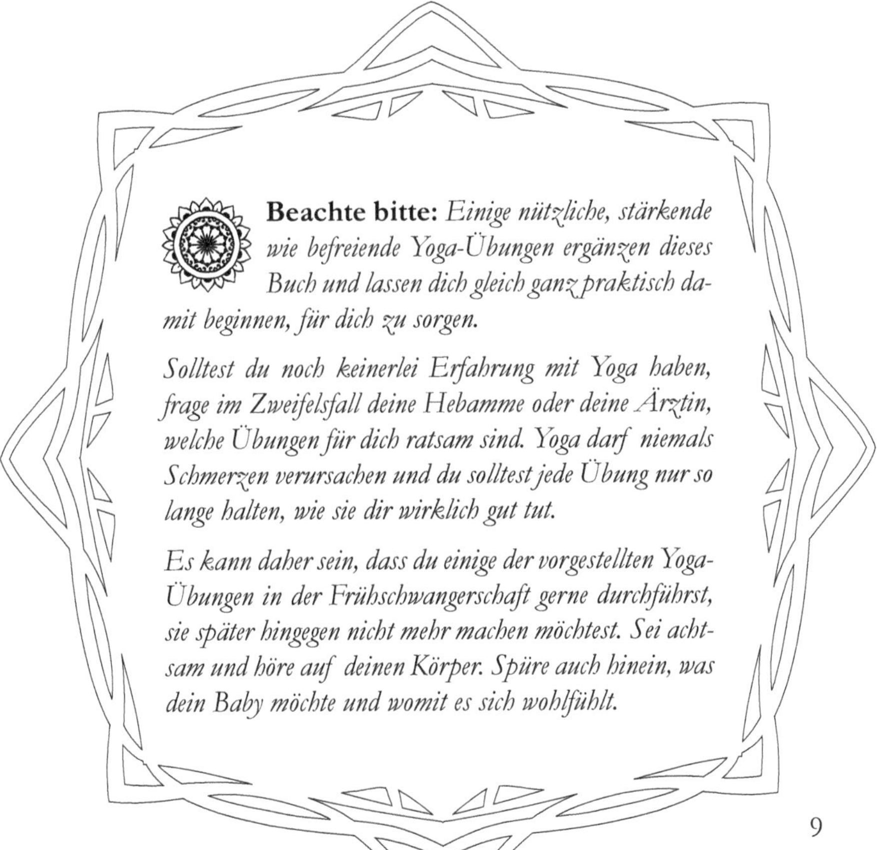

Beachte bitte: *Einige nützliche, stärkende wie befreiende Yoga-Übungen ergänzen dieses Buch und lassen dich gleich ganz praktisch damit beginnen, für dich zu sorgen.*

Solltest du noch keinerlei Erfahrung mit Yoga haben, frage im Zweifelsfall deine Hebamme oder deine Ärztin, welche Übungen für dich ratsam sind. Yoga darf niemals Schmerzen verursachen und du solltest jede Übung nur so lange halten, wie sie dir wirklich gut tut.

Es kann daher sein, dass du einige der vorgestellten Yoga-Übungen in der Frühschwangerschaft gerne durchführst, sie später hingegen nicht mehr machen möchtest. Sei achtsam und höre auf deinen Körper. Spüre auch hinein, was dein Baby möchte und womit es sich wohlfühlt.

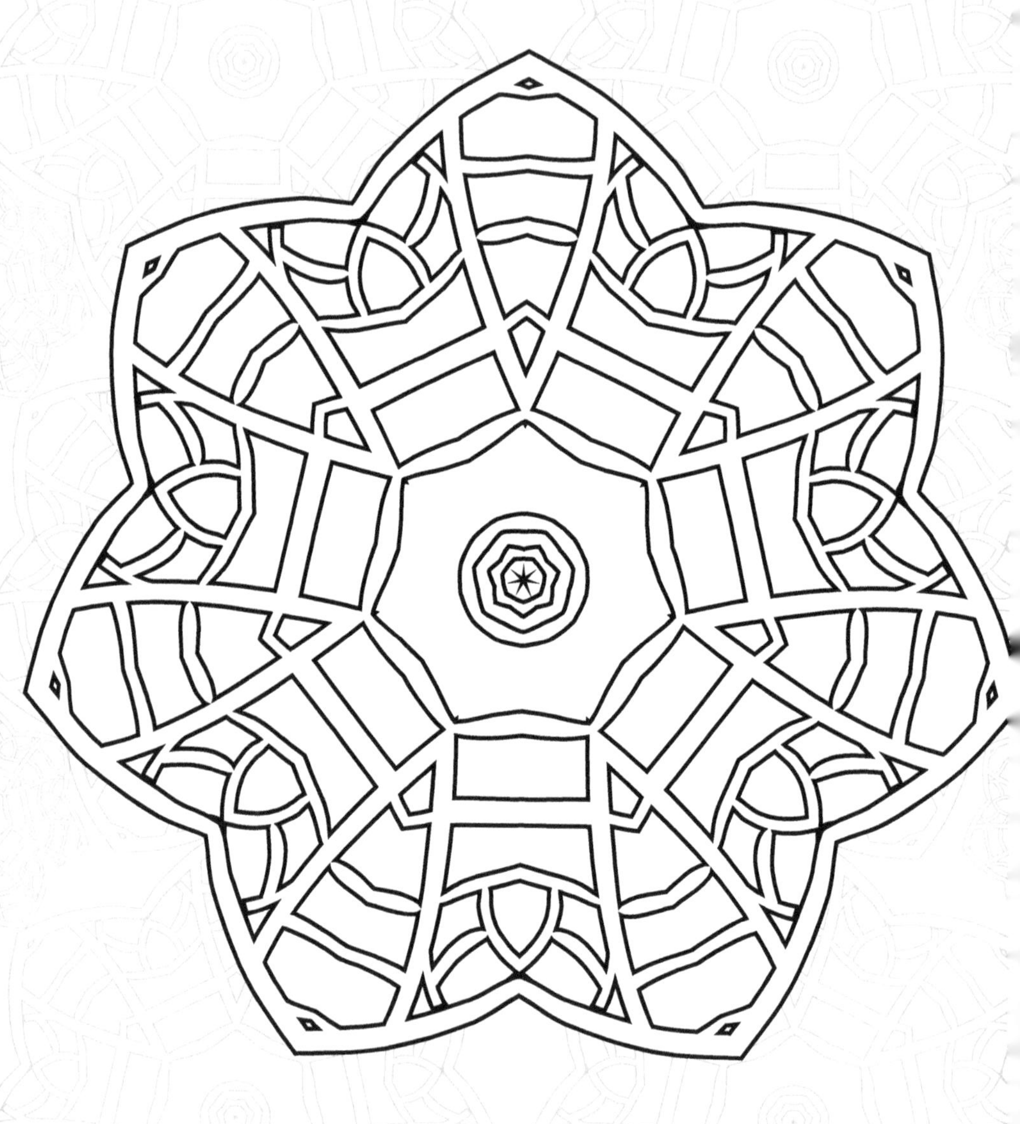

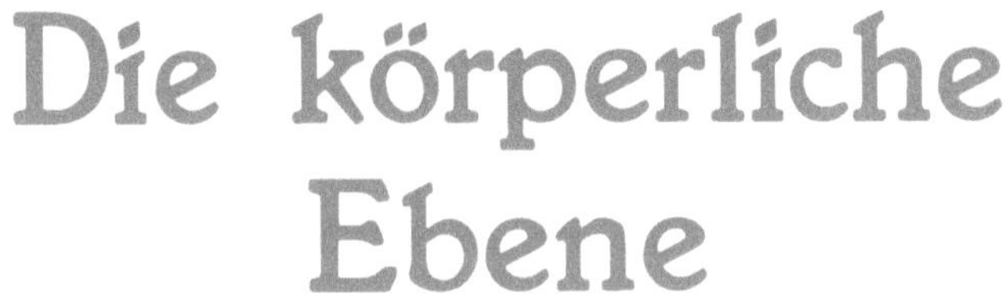

Die körperliche Ebene

„Was ich mit der wahren Kompetenz des weiblichen Körpers meine, sind die tatsächlichen Erfahrungen von Frauen, egal, ob diese nun medizinisch anerkannt sind oder nicht.“

(GASKIN 2008: 11)

Auf körperlicher Ebene sind es vorrangig zwei wichtige Aspekte, die unser Wohlbefinden beeinflussen können und die grundsätzlich, aber eben auch besonders in der Zeit der Schwangerschaft, von großer Bedeutung sind: Ernährung und Bewegung.

Durch die bewusste Auswahl gesunder Lebensmittel und durch einen grundsätzlich sportlichen und gesunden Lebensstil (ausreichend Schlaf, Stressvermeidung usw.) kann die werdende Mutter nicht nur sich selbst etwas Gutes tun, sondern legt damit bereits in der Schwangerschaft den Grundstein für das spätere gesundheitliche Wohlergehen des Kindes. Die Vermeidung von schädlichen Einflüssen wie Alkohol, Nikotin oder anderen Drogen sollte eine Selbstverständlichkeit sein.

Körperliche Fitness ist für die Schwangerschaft, aber auch für die Geburt essentiell. Je gesünder der Körper, desto leichter wird er mit den zusätzlichen Herausforderungen, die eine Schwangerschaft mit sich bringen, fertig. Superheldinnen achten auf ihren Körper, um leistungsfähig und einsatzbereit zu sein.

Du bist, was du isst

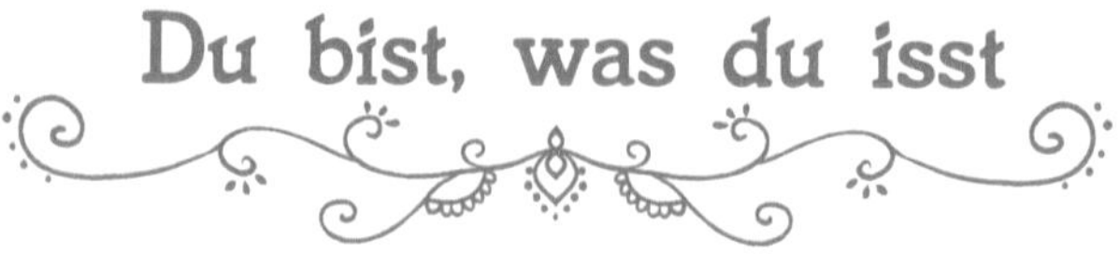

Alles, was während der Schwangerschaft gegessen wird, sollte zum Wohlbefinden von Mutter und Kind beitragen. Eine Schwangerschaft kann für die werdende Mutter daher ein guter Zeitpunkt sein, ihre Essgewohnheiten einmal genau unter die Lupe zu nehmen.

Schwanger zu sein bedeutet nämlich nicht, dass von nun an für zwei gegessen werden muss, und im Grunde genommen auch nicht, dass eine spezielle Diät oder Ernährungsform eingehalten werden muss. Ernährt sich die werdende Mutter ausgewogen und gesund, dann wird es im Laufe der Schwangerschaft höchstwahrscheinlich auch nicht zu Mangelerscheinungen kommen.

Mangelernährung ist in unseren Breitengraden relativ unwahrscheinlich. Wir leben grundsätzlich in einer Überflussgesellschaft. Von allem ist mehr als genug vorhanden. Gesundheitliche Risiken entstehen eher durch ein Zuviel.

Ein möglicher Nährstoffmangel resultiert übrigens meist nicht aus einem grundlegenden Mangel an Nahrungsmitteln, also aus einem fehlenden Angebot, sondern er ergibt sich eher durch die falsche Auswahl an Nahrungsmitteln. Wer sich einseitig ernährt, Fertigprodukte und Fast Food bevorzugt, tut seinem Körper nichts Gutes.

Gerade die Schwangerschaft stellt für eine Frau eine körperliche Herausforderung dar. Neues Leben entsteht und entwickelt sich im Inneren des Körpers. Um diesen Kraftakt zu bewältigen und um das gesundheitliche Wohlergehen von Mutter und Kind bestmöglich zu unterstützen, ist es wichtig, auf eine gesunde Ernährung zu achten. Ein gesunder Körper braucht also vor allem gesunde Nahrungs- oder besser Lebensmittel. Frisches Obst und viel frisches Gemüse, hochwertige Pflanzenöle, wenig industriell gefertigte Nahrungsmittel und der Verzicht auf Industriezucker legen den Baustein für eine optimale Nährstoffversorgung.

Mit den Lebensmitteln, die wir zu uns nehmen, versorgen wir nicht nur unseren Körper mit Nährstoffen, sondern „füttern“ auch unsere Seele, wie der Arzt und Psychotherapeut Ruediger Dahlke eindrucksvoll darstellt (vgl. DAHLKE 2011).

Den eigenen Ernährungsplan einmal genau zu analysieren, kann daher nicht schaden. Diesbezügliche Fragen an sich selbst könnten sein:

- *Was esse ich gerne?*
- *Wovon esse ich besonders viel?*
- *Koche ich gerne?*
- *Was könnte ich verändern, um mich gesünder zu ernähren?*

Veränderungen der Ernährungsgewohnheiten können manchmal schwer fallen. Ein einfacher, aber gerade in der Schwangerschaft wirkungsvoller Schritt ist es, ein besonderes Augenmerk auf die Qualität der Lebensmittel zu legen.

Iss biologisch, wann immer es geht, raten daher auch die beiden Amerikanerinnen Elizabeth Davis und Debra Pascali-Bonaro in ihrem Buch „Orgasmic Birth". Und glaube mir, es ist eigentlich immer möglich, sich biologisch zu ernähren!

Gerade in der Schwangerschaft ist es wichtig, auf Pestizide, Hormone und Antibiotika in der Nahrung zu verzichten, da diese über das mütterliche Blut in einer alarmierenden Konzentration auf das Baby übergehen (vgl. DAVIS & PASCALI-BONARO 2010). Durch die zunehmende Industrialisierung unserer Nahrung kann bei konventionellen Produkten nicht ausgeschlossen werden, dass Schad- und Giftstoffe von unserem Körper aufgenommen werden – und an unsere ungeborenen Kinder weitergegeben werden.

Die Nahrungsmittelindustrie hat sich mittlerweile zu einem Industriezweig entwickelt, dem es um Gewinnmaximierung geht. Und diese Gewinnorientierung geht zu Lasten unserer Gesundheit, der Umwelt und der Tiere, die für die Nahrungsmittelproduktion ausgebeutet werden.

Konventionelle Nahrungsmittel haben oft nichts mehr von Leben in sich, sind häufig degeneriert und schaden unter Umständen. Gesunde und wertvolle Lebensmittel stammen aus biologischem Anbau oder biologischer Produktion, wobei auch hier Produkte in unterschiedlicher Qualität am Markt sind.

Wer sich diesbezüglich genauer informieren möchte, dem sei das Buch „Der große Bio-Schmäh" (vgl. ARVAY 2012) ans Herz gelegt.

Einen interessanten Punkt bringt Michel Odent in die Diskussion um die richtige Ernährungsweise ein, wenn er meint, dass wahrscheinlich alle Ernährungsempfehlungen im Rahmen der Vorsorgeuntersuchungen zu spät kommen, um noch spürbare Auswirkungen auf die perinatale Periode zu zeigen. Untersuchungen haben demnach gezeigt, dass vor allem die Ernährungsweise VOR einer Schwangerschaft Einfluss auf die Entwicklung des Kindes hat.

Für zukünftige Generationen könnte auch die intrauterine Verseuchung mit fettlöslichen Chemikalien von Bedeutung sein, die sich über viele Jahre im menschlichen Fettgewebe ansammeln. Dies betrifft übrigens auch den künftigen Vater. Vorsorgeprogramme müssten also bereits lange vor der Empfängnis ansetzen, wenn es darum geht, synthetische Umweltgifte zu reduzieren (vgl. ODENT 2005).

In eine ähnliche Richtung geht auch ein Artikel von Kelly Brogan, der in Pathways to Family Wellness erschienen ist. Sie schreibt, dass in einer Untersuchung in jedem neugeborenen Kind mehr als 200 Giftstoffe identifiziert werden konnten.

Eine erschreckend hohe Zahl! Unsere Umwelt ist mit vielen Giften belastet, die wir einatmen, trinken und essen oder über die Haut aufnehmen. Vieles davon geschieht unbewusst, wir wissen es nicht und können es auch nicht wirklich beeinflussen. Doch es gibt einige Punkte, die wir beachten können, um unsere Gesundheit und die unserer (ungeborenen) Kinder zu schützen:

- *Neben dem Umstieg auf biologische Lebensmittel nennt Brogan den bewussten Verzicht auf Plastik in der Küche, aber auch beim Kauf von Spielsachen und anderen Gebrauchsgegenständen.*
- *Außerdem ist vielen Menschen nicht bewusst, dass auch Reinigungs- und Waschmittel sowie Kosmetikprodukte oft giftige Bestandteile enthalten, die über den Körper aufgenommen werden und ihn schädigen können (vgl. BROGAN 2014). Die Schwangerschaft könnte ein guter Grund sein, um die Kosmetiktasche einmal ordentlich auszumisten und auf bio-zertifizierte Produkte umzusteigen.*

Die Liste ließe sich wahrscheinlich endlos fortsetzen. Vieles ist machbar, manches wahrscheinlich nicht immer vermeidbar. Aber ein guter Anfang ist es schon mal, wenn die werdenden Eltern ein Gespür für diese Thematik entwickeln und sich ins Bewusstsein rufen, dass das ungeborene Kind mitisst, mittrinkt, mitatmet, mitlebt – schon lange bevor es geboren ist.

Zusätzlich ist darauf zu achten, dass der Speiseplan der werdenden Mutter bunt und abwechslungsreich ist. Noch relativ neu ist die Erkenntnis, dass sich im Fruchtwasser Substanzen nachweisen lassen, die aus der Nahrung der Mutter stammen.

Das heißt, dass die Ernährung der Mutter das Kind auf die Nahrungsmittel vorbereitet, die es in ihrer Umgebung zu essen gibt. Je unterschiedlicher die angebotene Nahrung ist, desto mehr unterschiedliche Geschmäcker und Gerüche lernt das Kind bereits im Mutterleib kennen. Es wird sich bereits im Bauch an diese gewöhnen, denn es lernt sie durch das Fruchtwasser kennen.

Heldinnenvorsatz:

Ich überprüfe meine aktuellen Ernährungsgewohnheiten und überlege mir, was ich daran ändern und verbessern könnte.

Was esse ich gerne?
Wovon esse ich besonders viel?
Wie oft esse ich Selbstgekochtes?
Ganz ehrlich: Was ist mit Fastfood?
Womit fühle ich mich gut?
Womit fühle ich mich weniger gut?
Was möchte ich in Zukunft an meinen Ernährungsgewohnheiten ändern, um bestmöglich für mich und mein ungeborenes Baby zu sorgen?
Welche Nahrungsmittel möchte ich vermehrt zu mir nehmen?
Worauf möchte ich in Zukunft verzichten?
Was könnte mir bei der Ernährungsumstellung helfen?

Wir alle wollen für unsere Kinder nur das Beste. Wir sollten anfangen, uns darüber Gedanken zu machen, was dieses Beste tatsächlich ist und wie die Welt aussehen soll, in die wir unsere Kinder hineingebären.

Flüssigkeitszufuhr im Auge behalten

Die meisten von uns neigen generell dazu, eher zu wenig zu trinken. Wir trinken meist erst dann, wenn wir bereits ein Durstgefühl verspüren. Das ist aber schon reichlich spät. Eigentlich sollten wir so häufig Flüssigkeit zu uns nehmen, dass unser Körper uns gar nicht erst mit dem Gefühl von Durst an das Trinken erinnern muss.

Im hektischen Alltag eines herausfordernden Jobs oder bei der Betreuung älterer Geschwisterkinder kann es schon einmal vorkommen, dass das Trinken einfach vergessen wird. Gerade in der Schwangerschaft ist es aber besonders wichtig, auf ausreichend Flüssigkeitszufuhr zu achten. Der Körper speichert in der Schwangerschaft vermehrt Wasser und es wird weniger Flüssigkeit über die Nieren ausgeschieden. Das ist manchmal daran zu erkennen, dass der Urin dunkelgelb wird.

Schwangere Frauen neigen außerdem zu Infekten der Harnwege. Um Harnwegsinfekten vorzubeugen, ist es wichtig, viel Flüssigkeit zu sich zu nehmen. Die Bakterien werden dann quasi „ausgespült". Es kann hilfreich sein, den Urin zu beobachten. Kommt es zu Veränderungen, wird der Urin dunkler und riecht seltsam. Manchmal ist sogar Blut im Urin zu finden, dann erfordert das eine genaue Abklärung.

Damit es erst gar nicht so weit kommt, sollten Schwangere ihre Flüssigkeitszufuhr genau im Auge behalten. Etwa zwei bis drei Liter pro Tag sind normalerweise ausreichend, idealerweise klares Wasser.

Die Flüssigkeit, die in Form von Suppe oder (ungesüßtem!) Tee aufgenommen wird, kann zur täglichen Trinkmenge hinzugerechnet werden. Nicht gezählt werden jedoch zuckerhaltige Getränke (Limonaden) oder Kaffee.

Wird ein besonders großes Verlangen nach Flüssigkeitsaufnahme beobachtet und übersteigt die tatsächliche Trinkmenge die angegebenen zwei bis drei Liter täglich deutlich, dann kann auch das ein Anzeichen für eine Erkrankung wie Schwangerschaftsdiabetes oder eine Nierenerkrankung sein, die abgeklärt werden sollte.

Sowohl was die Flüssigkeitszufuhr als auch die Nahrungsaufnahme betrifft, ist es immer gut, nicht in unnötigen Stress zu verfallen und auf die innere Stimme zu hören, die einem genau sagen kann, was der Körper gerade braucht.

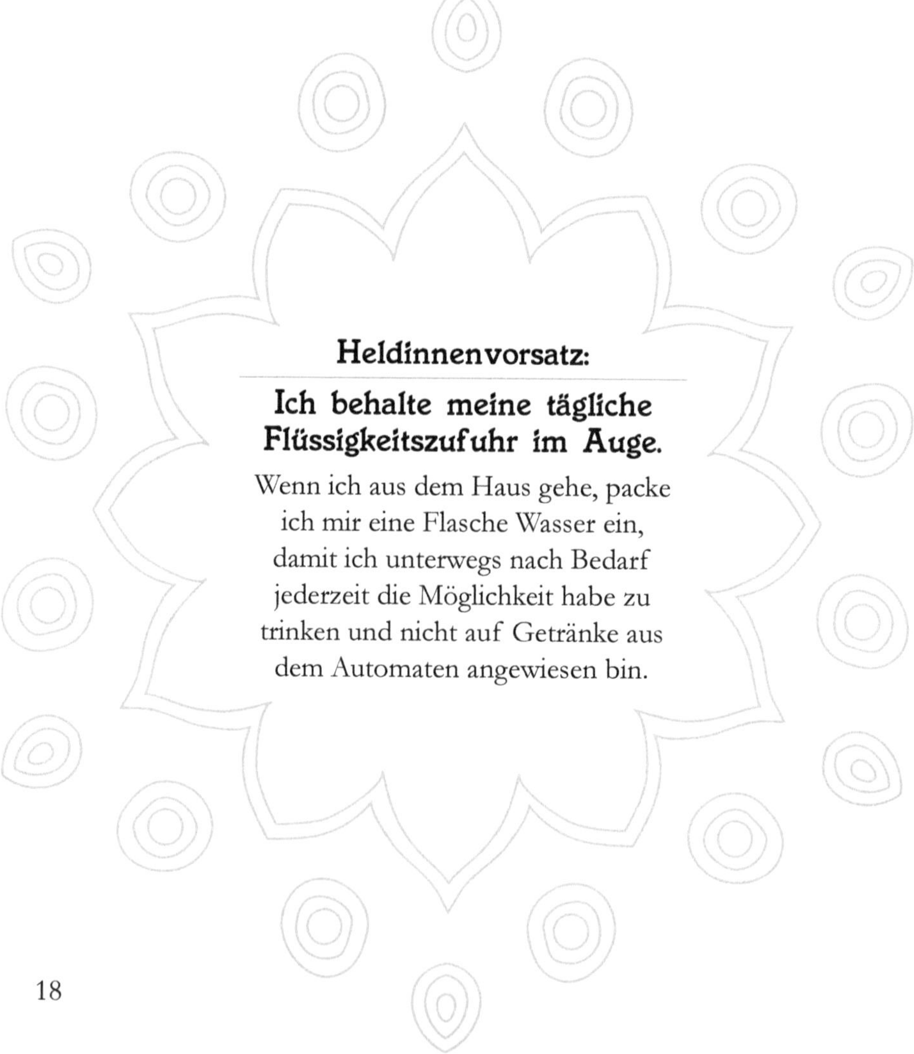

Heldinnenvorsatz:

Ich behalte meine tägliche Flüssigkeitszufuhr im Auge.

Wenn ich aus dem Haus gehe, packe ich mir eine Flasche Wasser ein, damit ich unterwegs nach Bedarf jederzeit die Möglichkeit habe zu trinken und nicht auf Getränke aus dem Automaten angewiesen bin.

In Bewegung bleiben

Um ein positives Körpergefühl zu entwickeln, ein Bewusstsein für die Bedürfnisse des eigenen Körpers, kann es sinnvoll sein, regelmäßig körperliche Übungen zu machen.

Manche Frauen sind grundsätzlich sehr sportlich und können diese Eigenschaft getrost in der Schwangerschaft beibehalten. Ein Baby im Bauch zu haben ist kein Grund, um sich am Sofa breit zu machen und die Beine hoch zu legen. Gut: Manchmal kann das ganz schön entspannend sein und es darf durchaus auch mit Genuss praktiziert werden, aber grundsätzlich ist die Schwangerschaft eine gute Gelegenheit, sportlich zu bleiben. Denn der Körper einer schwangeren Frau baut mittels der erhöhten Portion Wachstumshormone auch die eigene Muskelmasse auf. Kein Grund also, um während der Schwangerschaft mit sportlicher Betätigung aufzuhören.

Es mag vielleicht Sportarten geben, die sich im schwangeren Zustand weniger gut ausüben lassen, aber gerade die Schwangerschaft kann zum Anlass genommen werden, um besonders gut auf sich und seinen Körper zu achten. Und der Körper braucht nun mal Bewegung. Hat eine Frau bis jetzt nur wenig bis keinen Sport betrieben, ist jetzt wahrscheinlich nicht der richtige Zeitpunkt, um mit Boxtraining oder Marathonlauf zu beginnen, aber es gibt doch einige Sportarten, die sich hervorragend eignen, um als schwangere Frau in Bewegung zu kommen.

Schwimmen wird beispielsweise von vielen Schwangeren als besonders angenehm empfunden, da vor allem mit Fortschreiten der Schwangerschaft der runder werdende Körper im Wasser als leicht und beweglich empfunden wird. Neben Gymnastik aller Art gibt es spezielle Kurse, die auf Schwangere zugeschnitten sind und die körperliche Vorbereitung auf die Geburt unterstützen. Exemplarisch möchte ich hier zwei Beispiele anführen, mit denen ich selbst gute Erfahrungen gemacht habe. Selbstverständlich passt nicht jedes Bewegungsprogramm zu jeder Frau und so sollte jede für sich entdecken, was ihr in der Schwangerschaft gut tut und womit sie sich wohlfühlt.

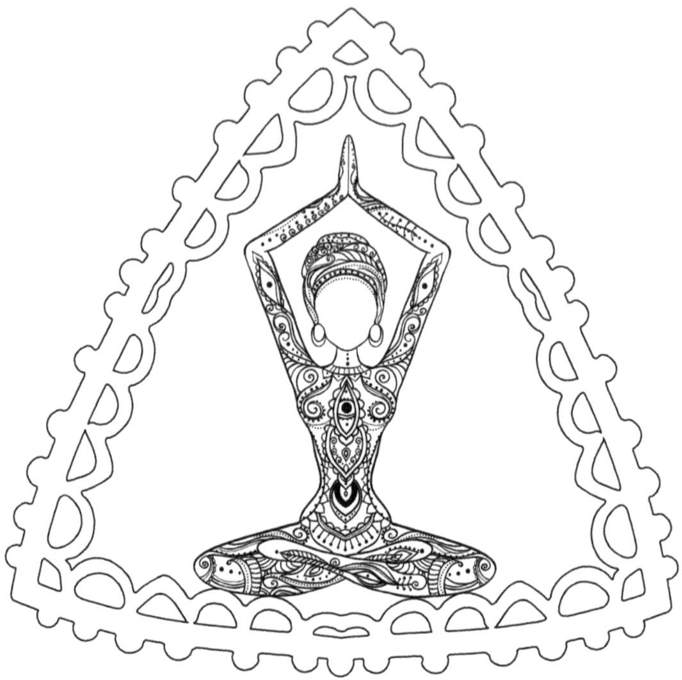

Yoga

Yoga unterstützt die Entwicklung der Intuition, hilft in Balance zu bleiben und reduziert Stress. Durch Yoga lernt die Frau, auf ihren Körper, ihre Bedürfnisse und die des Ungeborenen zu achten. Yoga fördert außerdem die innere Ausgeglichenheit und der Körper wird beweglich, geschmeidig und fit gehalten. Vertrauen in die eigene Körperweisheit kann wachsen und man lernt sich selbst besser kennen. Körper und Geist werden in Harmonie gebracht. Frèdèrick Leboyer meint, dass Asanas im Yoga nicht nur körperliche Übungen sind, sondern Yoga die Begegnung mit dir selbst ist (vgl. LEBOYER 2007).

Es gibt spezielle Yogaübungen, die besonders an die Bedürfnisse des schwangeren Körpers angepasst sind und den weiblichen Körper optimal auf die bevorstehende Geburt vorbereiten. Yoga ist außerdem hilfreich dabei, zur Ruhe zu kommen und sich auf den eigenen Atem zu konzentrieren.

Ab Seite 25 findest du Anregungen für dein persönliches Yoga in der Schwangerschaft und darüber hinaus.

Bauchtanz für Schwangere

Bauchtanz wurde nicht, wie weitläufig angenommen, erfunden, um Männern zu imponieren, sondern um wehende Frauen in ihren Anstrengungen zu unterstützen (vgl. DAVIS & PASCALI-BONARO 2010). Er war ursprünglich also ein Geburtstanz.

Beginnt eine Frau während der Schwangerschaft mit Bauchtanz, dann kann das neben dem Spaßfaktor viele weitere positive Effekte haben. Beim Bauchtanz steht der Bauch, der wachsende Schwangerschaftsbauch, im Zentrum der Aufmerksamkeit. Die Bewegungen stärken die Bauch-, Becken- und Rückenmuskeln und unterstützen die Hüftgelenke in ihrer Beweglichkeit.

Eine gut trainierte Beckenmuskulatur ist unter der Geburt von großer Bedeutung, daher ist der Bauchtanz auch eine gute Vorbereitung auf die Geburt. Es ist gut vorstellbar, dass auch die so geschaukelten und gewiegten Babys die Bauchtanzstunde besonders genießen. Das Ungeborene ist durch das Fruchtwasserpolster in der Regel vor zu schnellen Erschütterungen übrigens gut geschützt, so dass auch heftige „Shimmies“ nicht schaden können.

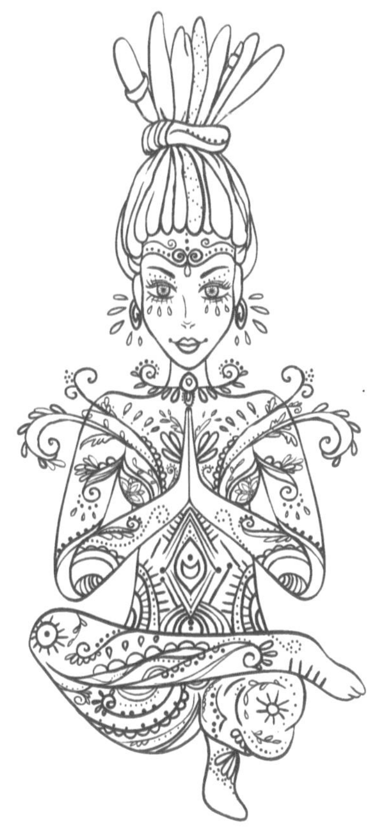

Hocken

Neben der allgemeinen Fitness gibt es spezielle Übungen, die den Körper und das Becken auf die Geburt vorbereiten. Eine davon ist das Hocken. Das hört sich jetzt zwar ganz unspektakulär an, ist aber etwas, das wir Frauen in den modernen Industrieländern längst verlernt haben. Kleine Kinder kann man noch dabei beobachten, wie sie mühelos und ganz selbstverständlich beim Spielen immer wieder diese Haltung einnehmen.

Mit zunehmendem Alter und damit einhergehend mit zunehmender Bewegungslosigkeit verlieren wir diese Fähigkeit. Wir sitzen auf Stühlen und Bänken oder verrichten unsere täglichen Arbeiten im Stehen. In vielen anderen Ländern gehört das Hocken nach wie vor zu den alltäglichen Dingen und es bereitet keine Mühe.

Wie auch Sarah Schmid in ihrem Buch „Babyzauber" erläutert, wäre es eine gute Idee, das traditionelle Hocken wieder vermehrt zu kultivieren, um die Geburt zu erleichtern. Durch das regelmäßige Hocken (mit parallelen Beinen, Fußsohlen bleiben am Boden, geradem Rücken und nach vor gerichtetem Blick) wird der Beckenboden trainiert und das Becken auf die Geburt vorbereitet. Vielleicht gelingt das Hocken nicht gleich von Anfang an, aber Übung macht bekanntlich die Meisterin. Täglich einige Male trainieren reicht (vgl. SCHMID 2014b).

Die auf der vorherigen Seite gezeigte einbeinige Yoga-Hocke stärkt Balance und Kraft. Sie dehnt außerdem den Musculus piriformis, der – bei entsprechender Muskelverkürzung – für extrem unangenehme Ischias-Schmerzen verantwortlich zeichnet. Warum als fortgeschrittene Hockerin also nicht auch einmal in diese Position kommen?

Bei allen Übungen, Programmen und jeder sportlichen Betätigung sollte immer auf das eigene Befinden geachtet werden. Jeder Mensch hat andere körperliche Grenzen, und vermutlich sind diese auch von Tag zu Tag unterschiedlich. Es gilt daher die Regel: unbedingt auf auftauchende Körpersignale achten! Das Wohlbefinden sollte immer an erster Stelle stehen.

Oder anders ausgedrückt: Tue nichts, das nicht angenehm ist. Bemerke ich eine Überanstrengung oder sogar Schmerzen, sollten diese Zeichen ernst genommen und die jeweilige Übung abgebrochen oder gegebenenfalls durch eine andere körperliche Aktivität ersetzt werden.

Für eine schwangere Frau ist es wichtig, in Bewegung zu bleiben. Sanfte Bewegungsmethoden sind dafür natürlich vorteilhaft, im besten Fall täglich kleinere Einheiten, zumindest aber mehrmals wöchentlich. Hilfreich kann es auch sein, den Alltag bewegt zu gestalten.

Ich kann mich noch gut an die Worte der berühmten amerikanischen Hebamme Ina May Gaskin erinnern, als ich mich – gerade schwanger – darüber beklagte, im vierten Stockwerk ohne Lift zu wohnen. Sie meinte lachend, dass mir gar nichts Besseres hätte passieren können, denn so würde ich während der Schwangerschaft wenigstens ausreichend Bewegung bekommen, wenn ich täglich mehrmals die vier Stockwerke runter und wieder rauf gehen müsste.

Wir können also auch in unseren ganz gewöhnlichen Alltag kleinere Bewegungseinheiten einbauen:

- *Die Stufen benützen, anstatt den Lift zu verwenden,*
- *die Füße dabei 10 cm höher anheben, als es nötig wäre (gut gegen Krampfadern),*
- *zwei Stationen früher aus der U-Bahn aussteigen und den restlichen Weg gehend zurücklegen,*
- *das Auto in der Garage lassen und die beste Freundin mit dem Fahrrad besuchen.*
- *Zumindest gemütliche Spaziergänge an der frischen Luft sollten auch für Bewegungsmuffel während der Schwangerschaft zur Angewohnheit werden.*
- *Sind bereits ältere Geschwisterkinder da, dann sorgen diese mitunter für das Bewegungsprogramm der Mutter. Eine geforderte Mehrfachmama wird erfahrungsgemäß gar nicht in die Verlegenheit kommen, sich grundsätzlich zu wenig zu bewegen ...*

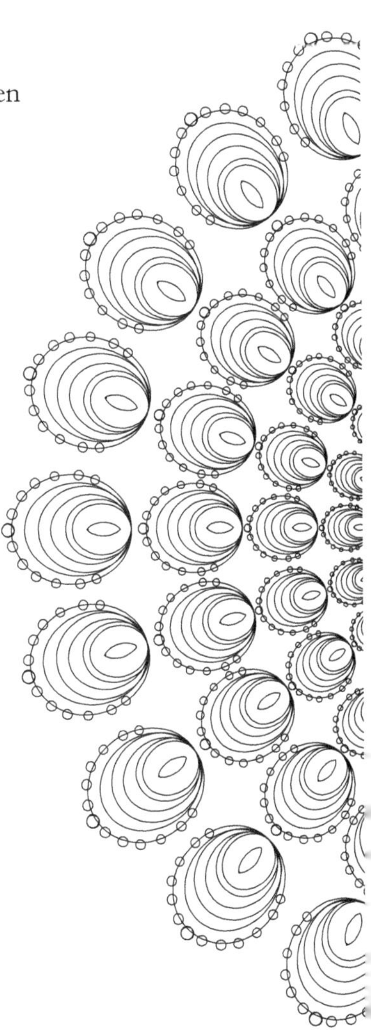

Heldinnenvorsatz:

Ich bin guten Mutes und nehme mir vor, von nun an täglich eine kleine Bewegungseinheit in meinen Alltag einzubauen, weil ich weiß, dass das eine Wohltat für meinen Körper ist!

Meine körperliche Fitness ist ein wichtiger Punkt in der optimalen Vorbereitung auf eine natürliche und selbstbestimmte Geburt. Ich habe den Körper einer Heldin und weiß, dass dieser in Bewegung gebracht werden will. Ich überlege mir, welche Bewegungseinheiten für mich ideal sind:

Was macht mir Spaß?

Wo kann ich am besten trainieren?

Ist es für mich vielleicht sinnvoll, an einem speziellen Kurs teilzunehmen?

Möchte ich meine täglichen Bewegungseinheiten lieber flexibel gestalten und in den eigenen vier Wänden üben?

Kann ich das Bewegungsprogramm womöglich an der frischen Luft absolvieren?

Falls ich noch keine ausgereiften Ideen dazu habe, beginne ich gleich heute mit nachfolgendem Yoga-Programm.

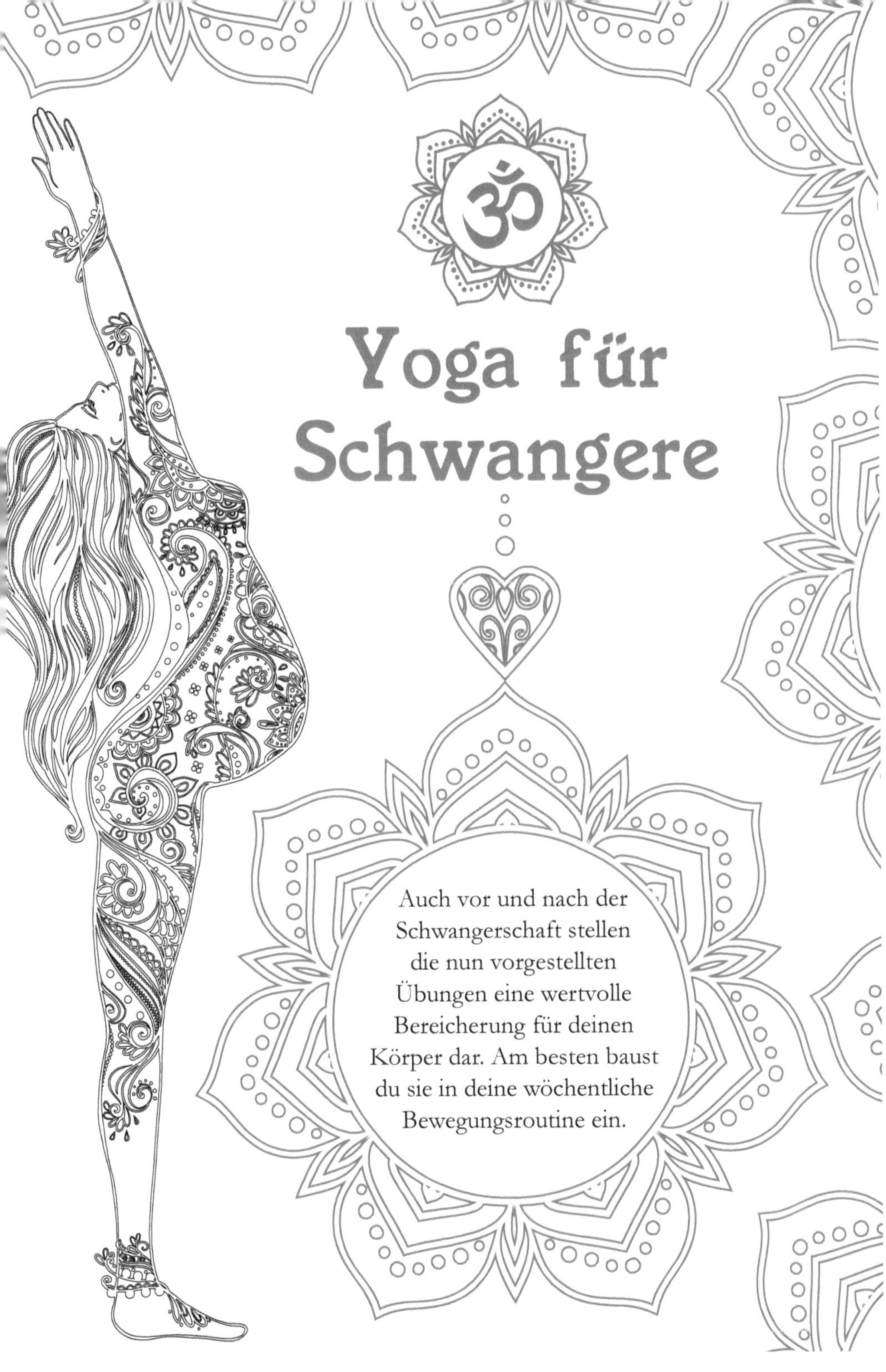

Yoga für Schwangere

Auch vor und nach der Schwangerschaft stellen die nun vorgestellten Übungen eine wertvolle Bereicherung für deinen Körper dar. Am besten baust du sie in deine wöchentliche Bewegungsroutine ein.

Neun Monate - neun Yoga-Übungen

Es kann Freude bereiten, einen Yogakurs zu besuchen, der speziell auf Schwangere ausgerichtet ist. Im Kontakt mit den anderen schwangeren Frauen ist Austausch und Vernetzung möglich, Freundschaften können entstehen. Außerdem kann es gerade für Anfängerinnen sehr hilfreich sein, sich von einer professionellen Yogalehrerin anleiten und begleiten zu lassen. Die vorgegebenen Kurszeiten bieten eine gute Struktur und gewährleisten die Regelmäßigkeit der Übungseinheiten.

Allerdings ist es nicht für jede Frau vorstellbar oder möglich, einen Kurs zu besuchen. Einige einfache Yoga-Routinen können auch daheim durchgeführt werden. Anregung für die folgenden Übungen lieferten die Bücher „Luna Yoga für Gesundheit und Lebenslust“ (vgl. OHLIG 2012) und „Yoga im Mond für Schwangere“ (vgl. WETTSTEIN 2000).

1. Der Baum: Verwurzle dich!

Das werdende Leben in dir will sich verwurzeln, also verwurzle auch du deine Standhaftigkeit. Mit dem „Baum“ kannst du lernen, dich auf dich selbst zu verlassen und dabei ganz zu vergessen, auf einem Bein zu stehen. Denn dein Körper stellt das Gleichgewicht zu jeder Zeit vollautomatisch selbst her. Viel schneller sind hierbei die Zuckungen deiner Muskeln, als dass du sie selber kontrollieren könntest. Versuche es daher erst gar nicht.

Bei dieser stehenden Übung sind die Füße etwa hüftbreit auseinander, die Zehen können gespreizt werden, damit die Wölbung der Fußsohle stabil aufliegt. Die Knie können leicht gebeugt werden. Auch das Becken ist locker und beweglich. Vor allem der untere Rücken soll gestreckt sein, um Kreuzschmerzen in der Schwangerschaft vorzubeugen.

Denk auch im Alltag immer wieder daran, nicht ins Hohlkreuz zu gehen. Du stehst aufrecht und nimmst den Kopf in der Verlängerung der Wirbelsäule wahr. Die Schultern sind locker. Du kannst sie hochziehen und dann wieder sinken lassen, um die Entspannung bewusst wahrzunehmen.

Verlagere nun das Gewicht auf dein linkes Bein und ziehe das rechte Bein entlang des linken Beines hoch. Du kannst dazu deine Hände zu Hilfe nehmen. Wenn du dich in dieser Position instabil fühlst, zieh das Bein nicht ganz so hoch wie im Bild, sondern lass die Zehen deines rechten Fußes als Stabilisator am Boden und lehne die Ferse oberhalb des linken Knöchels an.

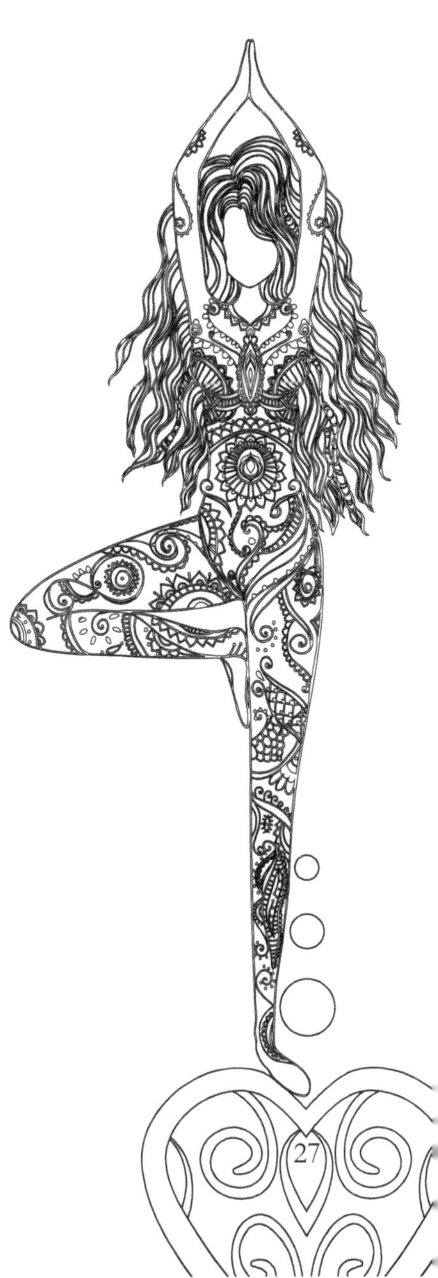

Verweile einige Atemzüge in dieser Haltung. Nimm dann mit dem Einatmen die Arme links und rechts am Körper hoch und führe sie über dem Kopf zusammen. Verweile in dieser Haltung. Stell dir einen kräftigen Baum vor. Sei dieser Baum. Lass in deiner Vorstellung Wurzeln aus deinen Fußsohlen wachsen, die sich tief in die Erde strecken. Spüre deine Länge und deine Standhaftigkeit. Spüre deine Größe.

Wenn du meinst, dass es reicht, komm langsam wieder aus dieser Haltung. Nimm die Arme herunter und lasse sie entspannt seitlich am Körper hängen. Führe auch deinen Fuß wieder auf den Boden und spüre dieser Baum-Übung nach.

Dann gehe noch einmal in diese Position, diesmal allerdings mit dem rechten Bein als Standbein.

2. Der Schmetterling: Öffne dich!

In einer sitzenden Haltung werden die Fußsohlen aneinander gedrückt und die Füße mit den Händen umfasst. Achte darauf, dass dein Rücken lange und gerade ist. Der Kopf ist in der Verlängerung der Wirbelsäule.

Mit leichtem Druck können die Füße jetzt sanft in Richtung Körper gezogen werden, gerade so weit, wie es noch angenehm ist. Dein Atem fließt frei.

Nun lass den Schmetterling fliegen! Deine Knie bewegen sich sanft auf und ab. Durch diese rhythmische Bewegung entsteht der Eindruck eines Flügelschlages.

Wenn es reicht, verharre noch einige Augenblicke in der Position des Schmetterlings. Dann werden die Oberschenkel und Knie Richtung Boden gedehnt.

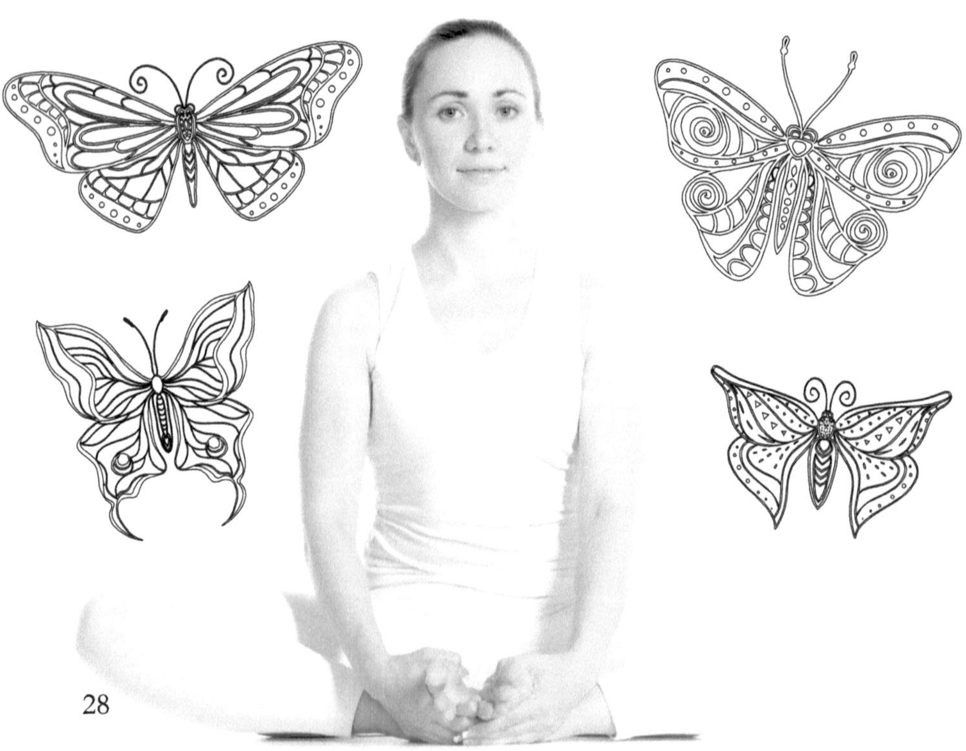

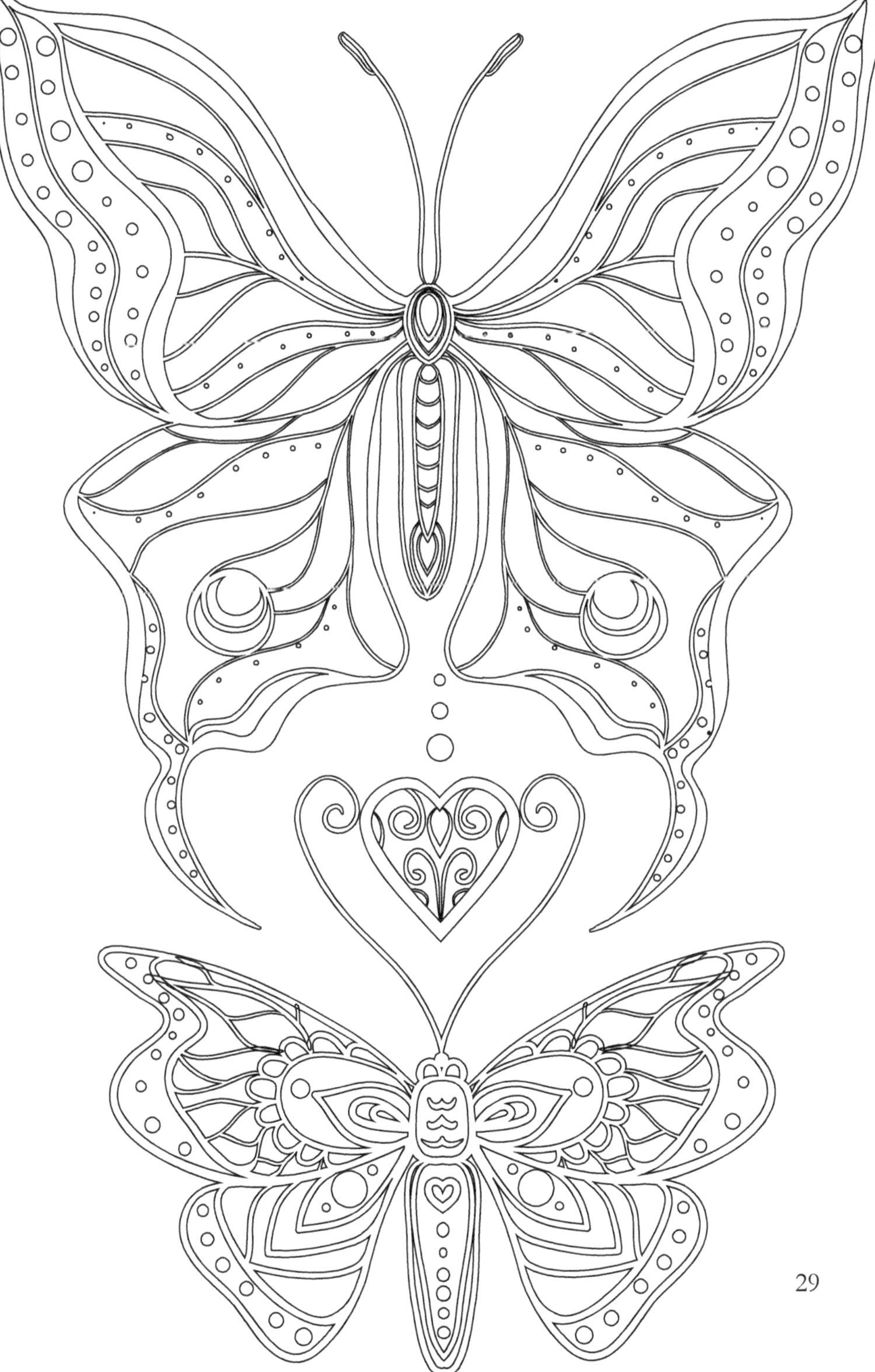

3. Hocken für die gute Geburt

Aus einer stehenden Haltung heraus (Beine etwa hüftbreit) werden beim Einatmen die Arme über dem Kopf zusammengeführt. Beim Ausatmen werden die Arme mit den gefalteten Händen auf Brusthöhe gebracht, gleichzeitig gehst du dabei in die Hocke, wobei die Fußsohlen am Boden bleiben sollten. Beim Einatmen richtest du dich wieder auf, die Arme werden wieder über den Kopf geführt. Mit dem nächsten Ausatmen lässt du die Arme wieder neben den Körper sinken. Diese Übung einige Male wiederholen.

Falls du dich mit dieser Form der Hockstellung nicht gut fühlst und du Schwierigkeiten mit dem Wechsel zwischen stehen und hocken hast, kannst du eine Variation der Hockstellung versuchen.

Geh in die tiefe Hocke. Achte darauf, dass deine Fußsohlen am Boden bleiben. Gelingt dir das gar nicht, kannst du zu einem Hilfsmittel greifen: Rolle ein Handtuch so ein, dass du es als Unterstützung unter deine Fersen schieben kannst. So hast du vermutlich mehr Stabilität, wenn es dir nur schwer gelingt, die Fußsohlen am Boden zu verankern.

Führe die Handflächen vor deinem Körper zusammen und falte sie vor deinem Brustbein. Du kannst nun mit den Ellbogen die Knie etwas auseinander drücken. Der Rücken ist aufgerichtet und möglichst gerade. Verweile so lange in dieser Haltung, wie es für dich angenehm ist. Spüre der Übung nach und wiederhole sie, wenn du den Impuls dazu verspürst.

Variation: In der Hockstellung verweilen und das Becken in dieser Position bewegen: vor und zurück, seitlich, kleine Kreise.

Die Hockstellung ist für dich als Schwangere besonders gut geeignet, weil sie dein Becken auf die Geburt vorbereitet, wie an anderer Stelle im Buch ausführlich beschrieben ist. Geh daher so oft wie möglich – auch im Alltag – in die Hocke!

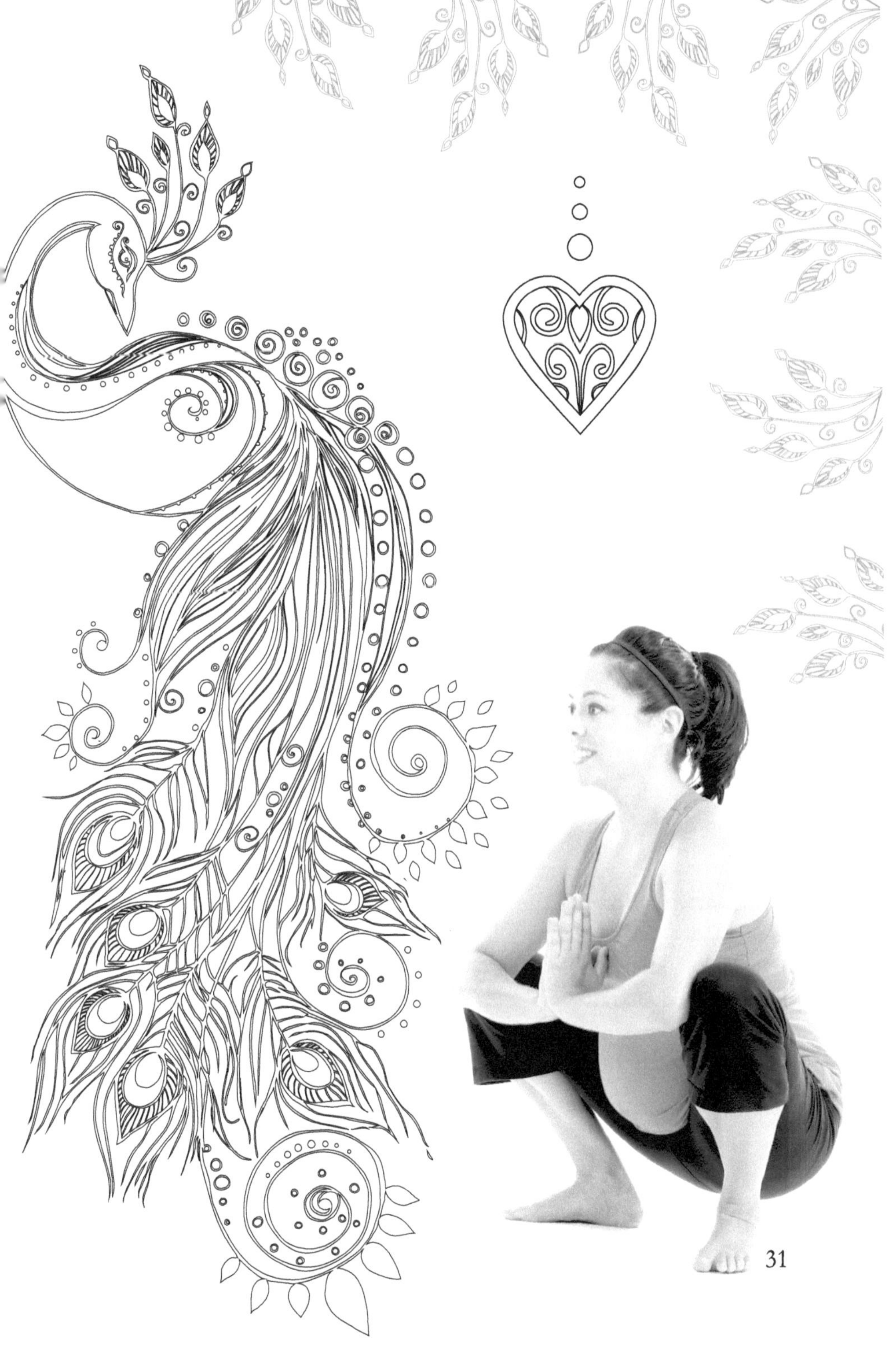

4. Beckenschaukel: Wiege deine Leibesfrucht

Leg dich in Rückenlage auf deine Yogamatte. Nimm deine Position wahr und spüre, wo dein Körper die Matte berührt. Lass dich mit jedem Ausatmen schwerer in den Boden sinken.

Wenn du dich bereit fühlst, stelle deine Beine auf. Deine Hände kannst du neben dem Körper liegen lassen oder auf deinen Bauch legen.

Bei der Beckenschaukel beginnst du nun ganz sanft bei jedem Ausatmen deinen unteren Rücken sanft gegen den Boden zu drücken. Das geschieht fast automatisch. Beim Einatmen hebt sich dein Bauch, und der Rücken entfernt sich wieder etwas vom Boden.

Du kannst die Übung verstärken, indem du die Beckenbodenmuskulatur beim Ausatmen anspannst, beim Einatmen entspannst du deine Scheiden- und Afterschließmuskulatur wieder.

In deinem eigenen Atemrhythmus schaukelst du nun so lange auf und ab, wie es dir Freude bereitet. Dann kommst du wieder zur Ruhe und streckst die Beine in ihrer vollen Länge aus.

Verweile noch etwas und spüre der Übung nach.

Die zarten Bewegungen der Beckenschaukel aktivieren deine Beckenkraft und massieren sanft deinen unteren Rücken.

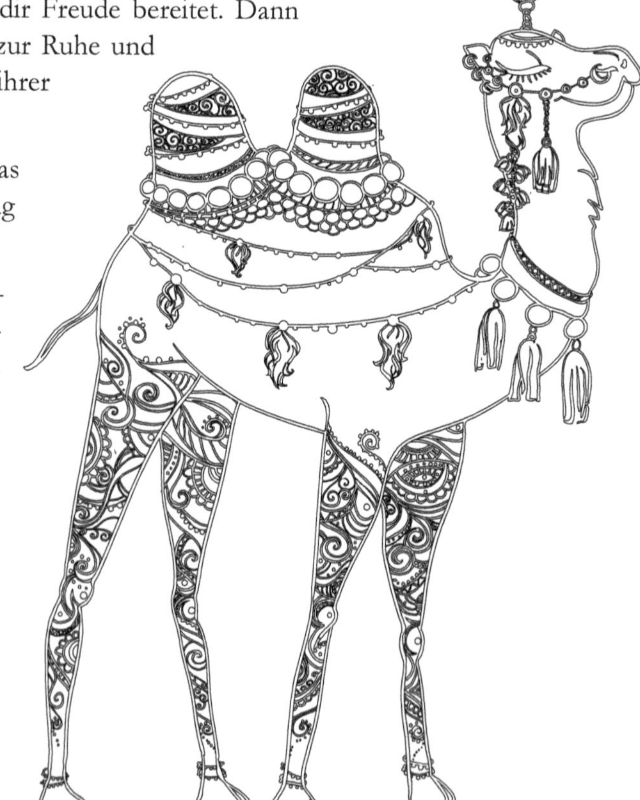

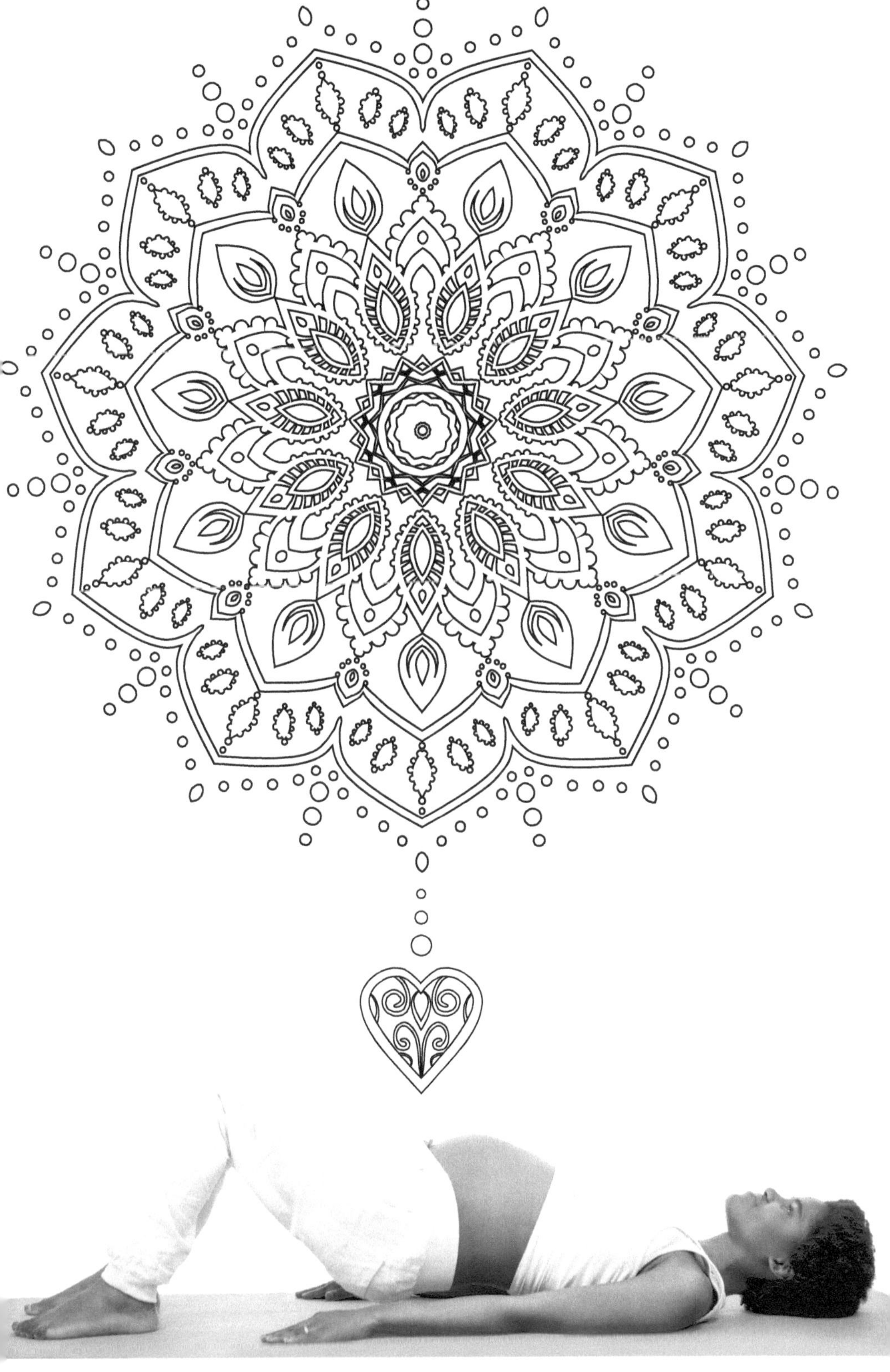

5. Kleine Brücke: Wohltat für den Rücken

Ausgangslage für die kleine Brücke ist die Rückenlage.

Entspanne dich auf deiner Yogamatte und nimm wahr, wo dein Körper den Boden berührt. Lass deinen Atem fließen und spüre die zarten Bewegungen, die durch den Atemrhythmus ganz natürlich entstehen.

Stelle nun die Beine auf und ziehe die Füße so weit an deinen Po heran, dass du die Knöchel mit deinen Fingern umfassen oder zumindest berühren kannst. Achte darauf, dass die Beine nicht auseinanderfallen, denn das würde deinen unteren Rücken belasten.

Beim Ausatmen bewegst du dein Becken nach oben, hebst deinen unteren Rücken vom Boden. Wirbel für Wirbel rollst du dich ab und streckst dein Becken weiter nach oben – so weit, wie es für dich angenehm ist. Beim Einatmen kehrst du in die Ausgangsposition zurück und rollst wieder Wirbel für Wirbel deinen Rücken weiter nach unten ab, bis dein Rücken auf der Matte zu liegen kommt.

Übe einige Mal in deinem eigenen Atemrhythmus. Wenn du Lust dazu hast, kannst du auch in der kleinen Brücke verweilen und die Kraft und Stärke spüren, die dir diese Übung vermittelt.

Wenn du die Übung beenden möchtest, kehre achtsam in die Ausgangsposition zurück und lass auch die angewinkelten Beine wieder zu Boden sinken.

Spüre der Übung nach.

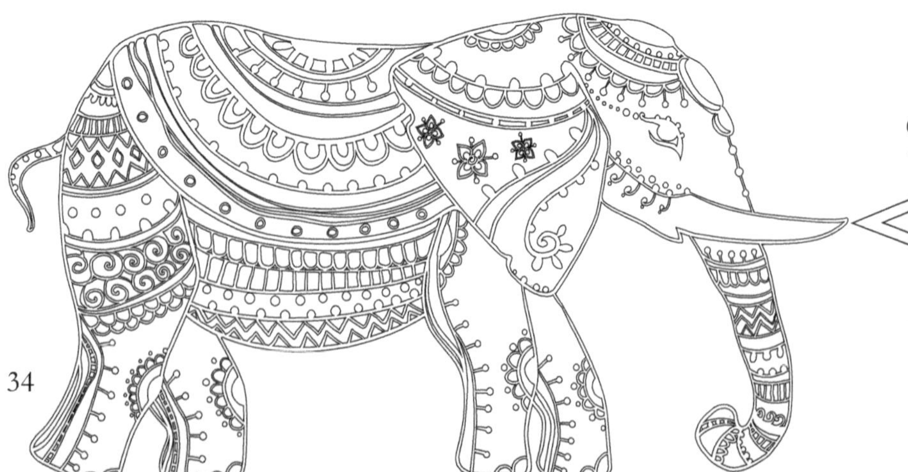

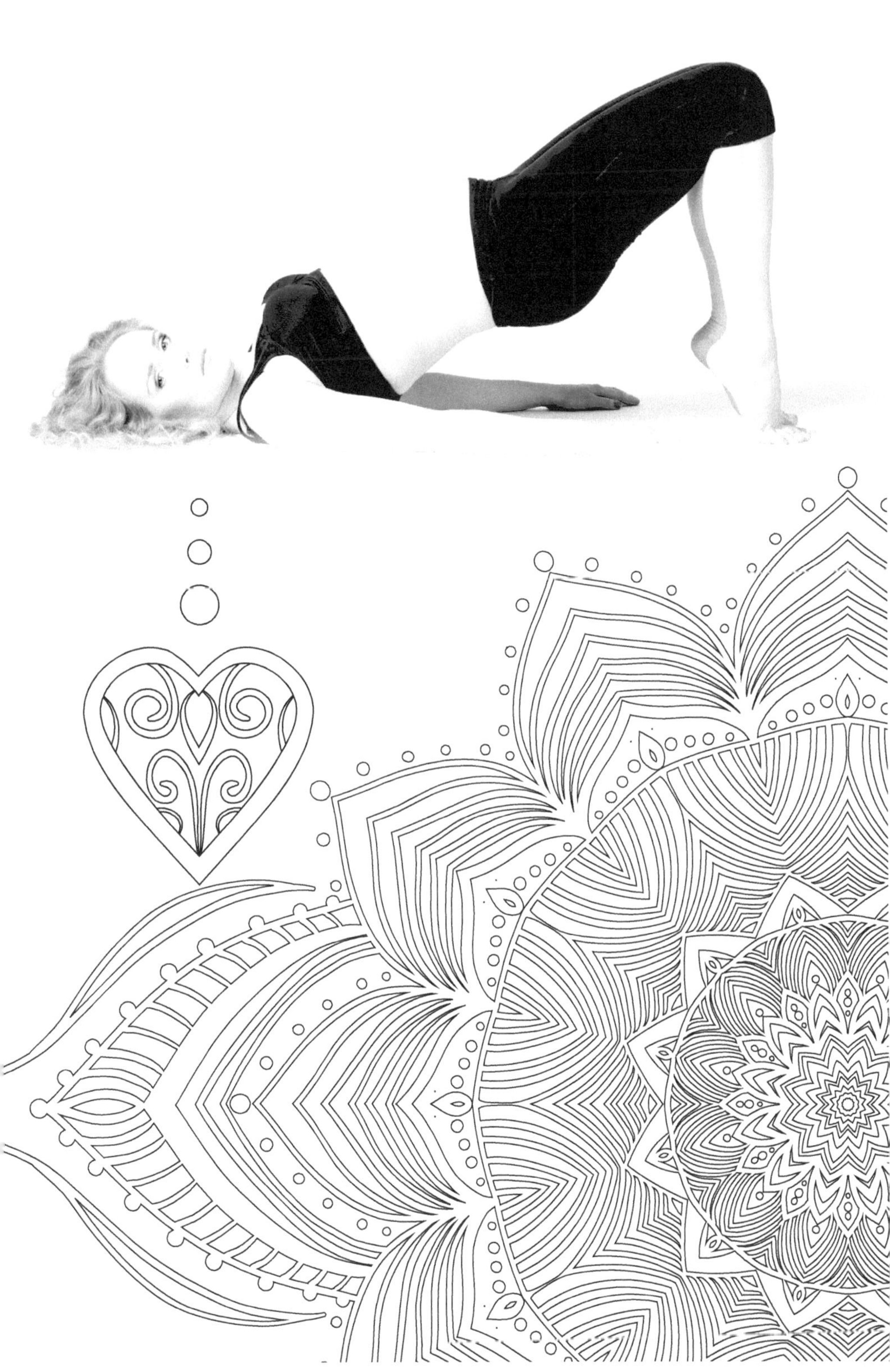

6. Mit der Heldin zu Orientierung und Stärke

Dies ist eine sehr kraftvolle und „weibliche“ Position, die dir gerade auch in der Schwangerschaft Orientierung und Stärke vermitteln kann. Dein Becken wird außerdem gut durchblutet, was nicht nur für die Zeit der frohen Hoffnung von besonderem Wert ist.

Nimm einen stabilen Stand ein, die Beine sind in einer leichten Grätsche Drehe einen Fuß so nach außen, dass die Zehen in einem etwa 90 Grad Winkel zum anderen Fuß stehen. Beuge das Knie des nach außen gedrehten Beines. Dein Gewicht bleibt in der Mitte und „zieht“ nach unten.

Hebe nun deine Arme und strecke sie in Höhe der Schultern kraftvoll von dir, die Fingerspitzen zeigen in den Raum. Wende nun deinen Kopf in die Richtung, in die auch deine Zehenspitzen weisen, und blicke über die Spitzen deiner Finger in die Ferne.

Lass deinen Atem frei fließen und genieße die Kraft und Stärke der Heldin. Sie ist entschlossen und mutig.

Wenn du diese Übung beenden möchtest, komm langsam in die Ausgangsposition zurück. Drehe deinen Kopf in die Mitte, lass die Arme sinken, strecke das angewinkelte Bein durch und drehe auch deine Fußspitze wieder nach vorne.

Spüre der Übung nach und konzentriere dich auf deine Mitte.

Gehe dann über die andere Seite noch einmal in die Haltung der Heldin und genieße diese kraftvolle Übung, die Zentriertheit und Klarheit vermittelt.

Spüre im Stehen der Übung nach. Dabei kannst du die Hände auf deinen Bauch legen.

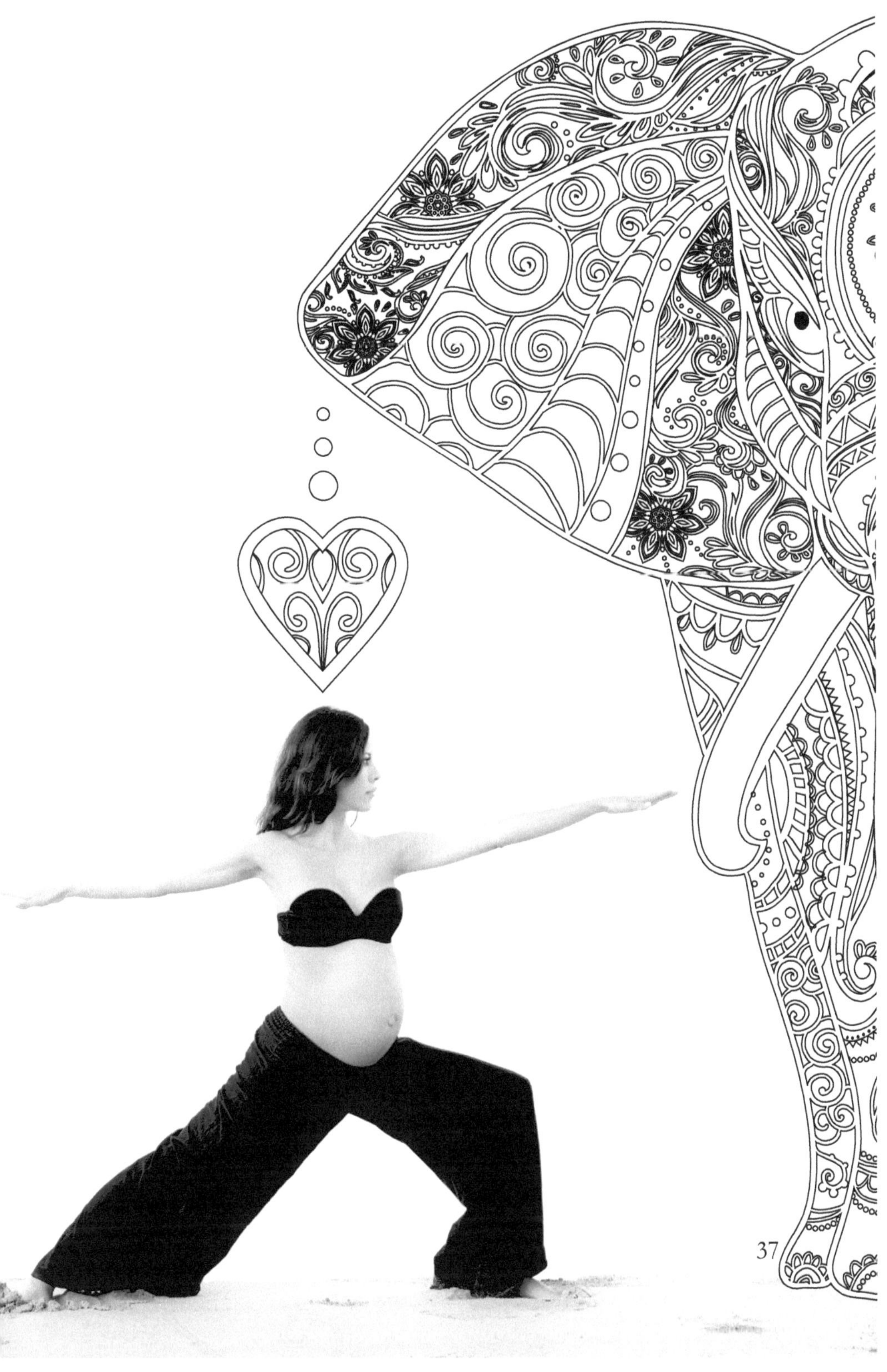

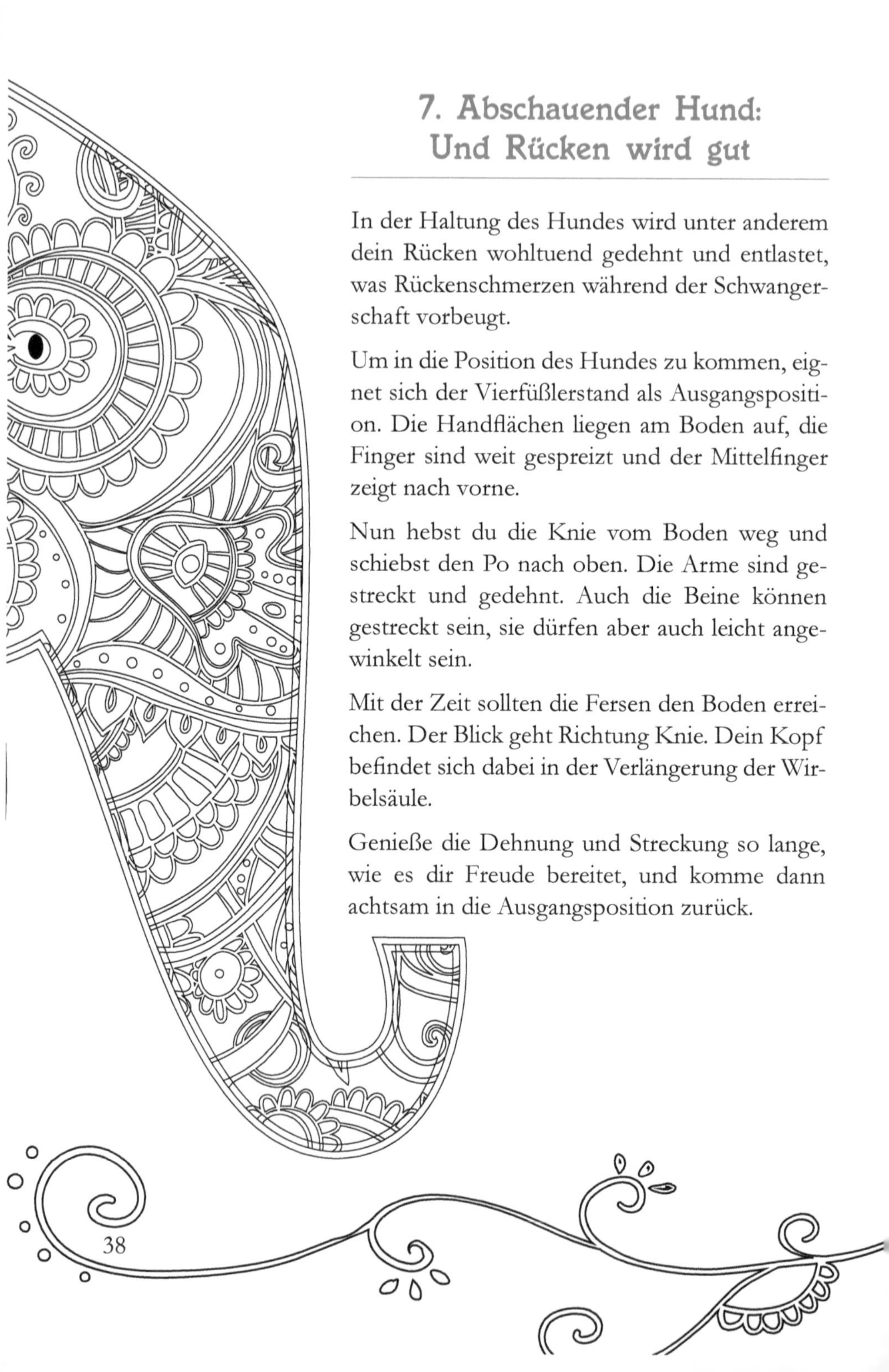

7. Abschauender Hund: Und Rücken wird gut

In der Haltung des Hundes wird unter anderem dein Rücken wohltuend gedehnt und entlastet, was Rückenschmerzen während der Schwangerschaft vorbeugt.

Um in die Position des Hundes zu kommen, eignet sich der Vierfüßlerstand als Ausgangsposition. Die Handflächen liegen am Boden auf, die Finger sind weit gespreizt und der Mittelfinger zeigt nach vorne.

Nun hebst du die Knie vom Boden weg und schiebst den Po nach oben. Die Arme sind gestreckt und gedehnt. Auch die Beine können gestreckt sein, sie dürfen aber auch leicht angewinkelt sein.

Mit der Zeit sollten die Fersen den Boden erreichen. Der Blick geht Richtung Knie. Dein Kopf befindet sich dabei in der Verlängerung der Wirbelsäule.

Genieße die Dehnung und Streckung so lange, wie es dir Freude bereitet, und komme dann achtsam in die Ausgangsposition zurück.

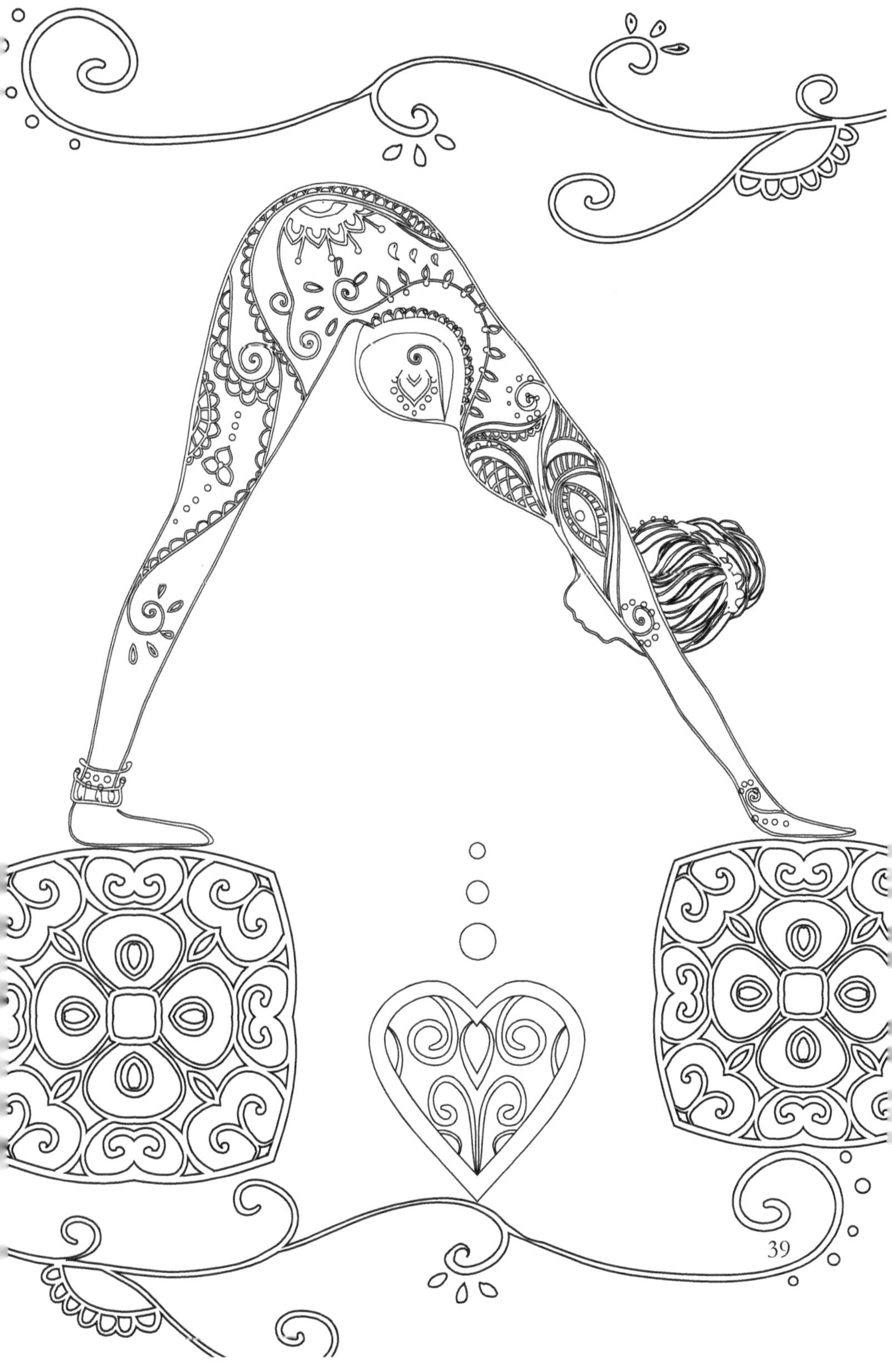

8. Pferderücken, Katzenbuckel: Für noch mehr Flexibilität

Ausgangsposition für die Haltung der Katze ist der Vierfüßler. Die Knie sind unterhalb der Hüfte, die Arme schulterbreit unter den Schultern. Die Hände liegen mit gespreizten Fingern auf der Matte, der Mittelfinger zeigt nach vorne.

Beginne nun, den Rücken zu einem Katzenbuckel nach oben zu wölben. Rolle dafür Wirbel für Wirbel auf – beginnend am Steißbein. Der Kopf hängt nach unten, das Kinn wird letztendlich mit sanftem Druck gegen den Brustkorb gepresst.

Dann folgt die Gegenbewegung: Beginne nun, den Rücken Wirbel für Wirbel in die entgegengesetzte Richtung zu rollen. Dein Bauch darf dabei ganz entspannt nach unten hängen. Zuletzt hebst du den Kopf und blickst geradeaus.

Anschließend geht es wieder in die Katzenbuckel-Position.

Die Übung lässt sich auch mit deinem Atemrhythmus verbinden: beim Ausatmen den Rücken runden, beim Einatmen den Bauch nach unten hängen lassen. Du kannst die Übung ganz dynamisch machen und bei jedem Atemzug die Richtung ändern oder du verweilst einige Atemzüge lang in der jeweiligen Haltung.

Die Position der Katze soll die Geburt erleichtern und hält vor allem die Wirbelsäule geschmeidig.

Die vollständige Übung durchblutet dein Becken und hält deinen Rücken beweglich.

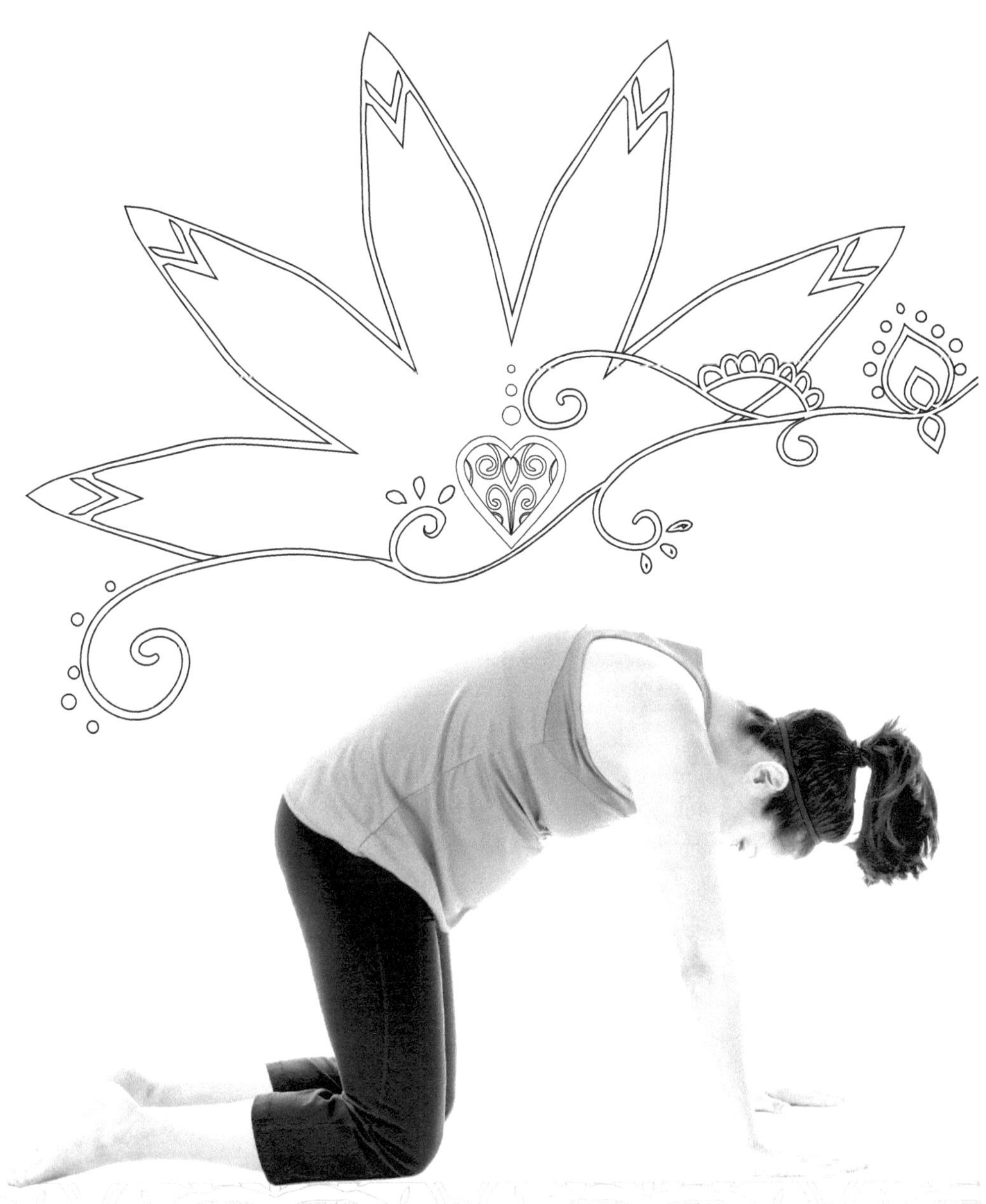

9. Dreieck-Haltung: Rotiere um dich selbst!

Die Dreieck-Haltung ist eine der Königinnendisziplinen für Yoga-Heldinnen. Für diese Übung solltest du gut aufgewärmt sein, zum Beispiel durch Übung Nr. 8 (Pferderücken – Katzenbuckel).

Du stehst mit leicht gegrätschten Beinen fest auf der Yogamatte. Die Fußsohlen berühren den Boden, die Zehen sind leicht gespreizt.

Gehe nun beim Ausatmen in eine Vorwärtsbeuge.

Umfasse mit deiner rechten Hand deinen rechten Fuß und strecke gleichzeitig den linken Arm nach oben. Die Fingerspitzen zeigen zum Himmel. Drehe deinen Kopf so, dass du mit deinem Blick der Richtung deiner Fingerspitzen folgen kannst.

Verweile einige Atemzüge in dieser Haltung und genieße die weite Drehung und Dehnung.

Halte die Übung, solange sie angenehm für dich ist.

Richte dich nun wieder auf und spüre der Übung nach. Konzentriere dich dabei auf deine Mitte. Anschließend kannst du wieder in die Übung gehen, diesmal drehst und dehnst du dich jedoch auf die andere Seite.

Wenn du magst, kannst du die Positionen einige Male abwechseln, bevor du die Übung beendest und im Stand nachspürst. Die Hände kannst du dabei auf den Bauch legen.

In der Dreieck-Haltung kommt es zu einer wohltuenden Dehnung und angenehmen Drehung, die unter anderem deinem Rücken gut tut.

Willst du auch deine Oberschenkel fordern, so senke sie ab, bis sie parallel zum Boden sind.

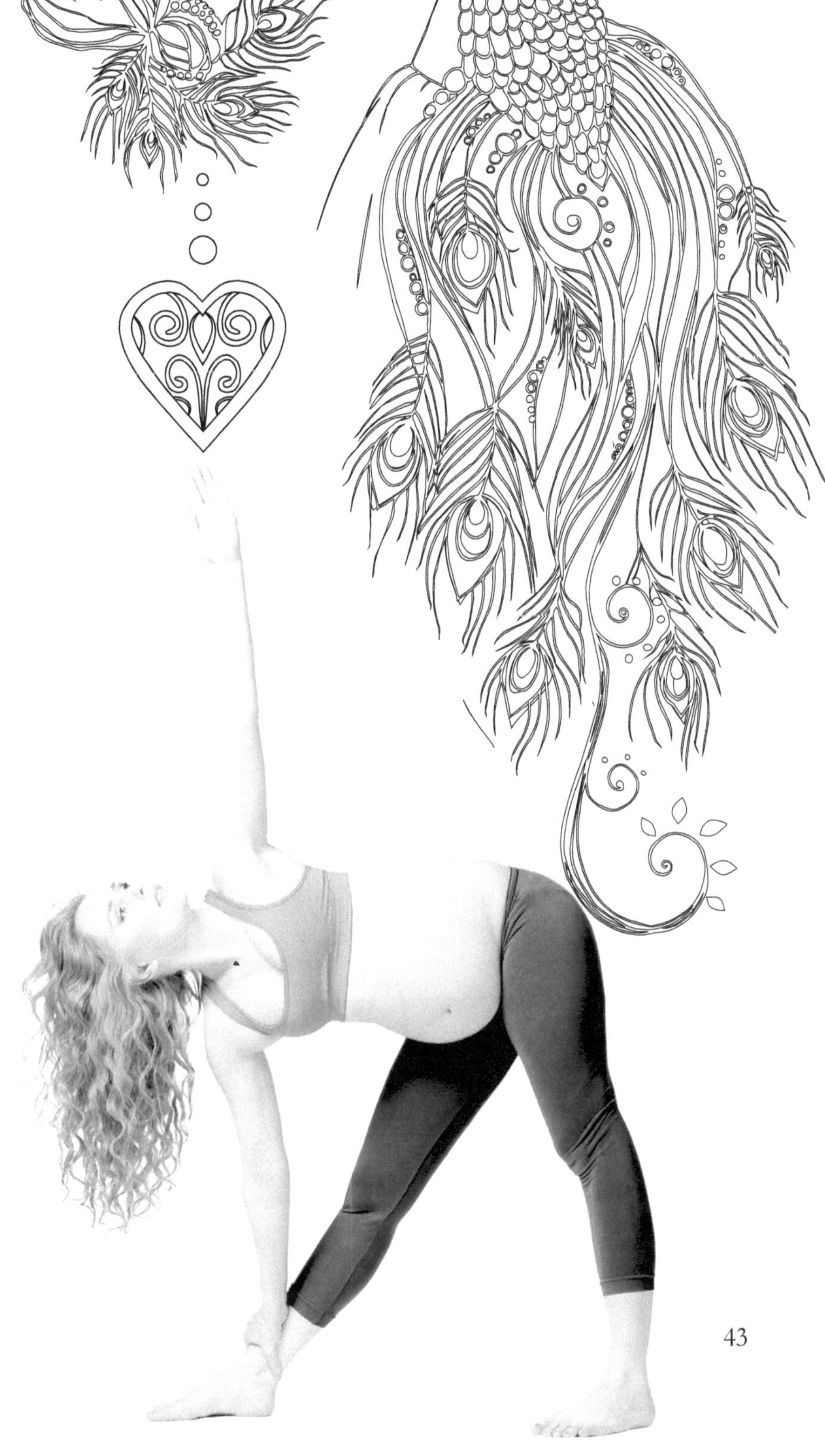

Wenn du dein Yoga-Programm beendet hast, nimm dir noch einige Minuten Zeit, um den vielfältigen Übungen nachzuspüren. Am besten machst du es dir dazu auf deiner Yogamatte bequem. Gönn dir noch etwas Ruhe und deck dich bei Bedarf mit einer Decke zu. Das gibt ein angenehmes Gefühl von Geborgenheit und Schutz.

Obwohl geübte Yoginis auch im neunten Monat der Schwangerschaft noch mühelos in den Kopfstand gehen können, ist es vor allem für weniger geübte schwangere Frauen ratsam, bei jeder Position gut in sich hinein zu spüren und die eigenen Körpergrenzen bewusst wahr zu nehmen.

Nicht alle Positionen werden sich für dich angenehm und wohltuend anfühlen. So sind beispielsweise Asanas in Bauchlage mit wachsendem Bauch meist nicht mehr gut möglich, und auch Umkehrübungen wie z.B. der „Pflug" werden dir wahrscheinlich nicht mehr gut bekommen.

Achte außerdem immer auf eine gute Unterlage. Eine Yogamatte ist zweifellos von Vorteil, weil sie rutschfest ist und dir einen guten Stand ermöglicht. Solltest du keine eigene Yogamatte haben, achte bitte trotzdem auf eine weiche, aber stabile Unterlage, auf der du nicht wegrutschst.

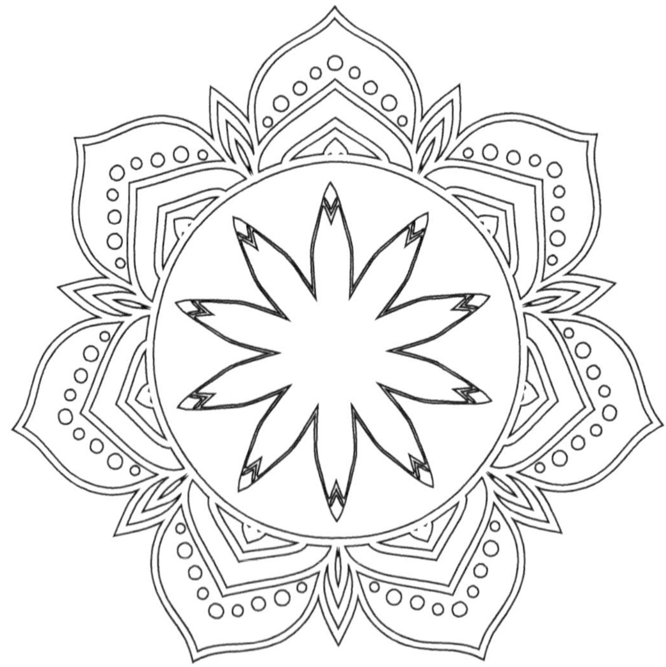

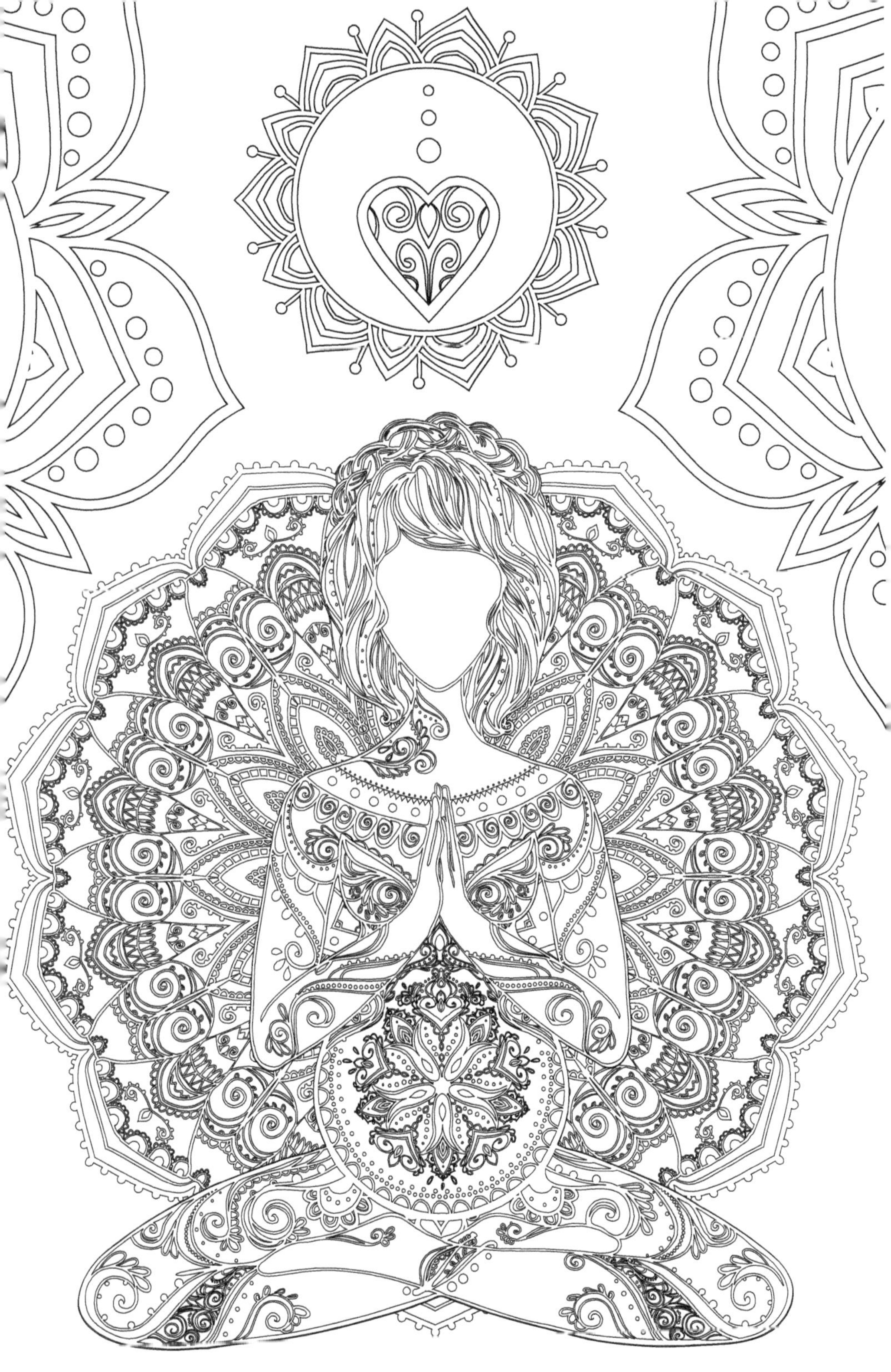

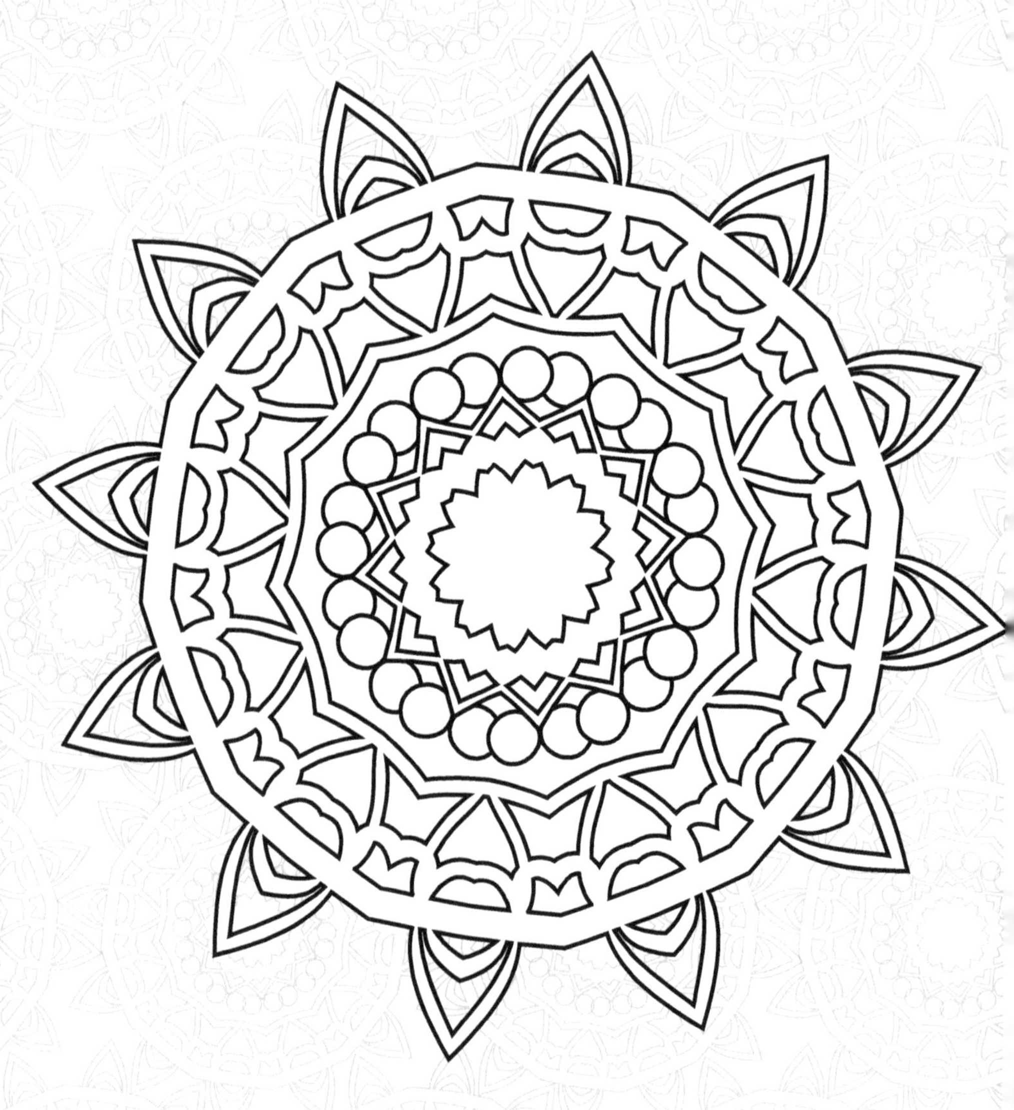

Untersuche dich selbst

Anders als in anderen europäischen Ländern kann eine schwangere Frau es sich in Österreich leider nicht aussuchen, ob und in welchem Umfang sie medizinische Schwangerenvorsorge in Anspruch nehmen möchte – es sei denn, sie nimmt in Kauf, auf einen Teil des ihr zustehenden Kinderbetreuungsgeldes zu verzichten.

In Deutschland ist das zum Glück nicht der Fall. Die körperliche Überwachung und die Beobachtung der körperlichen Vorgänge obliegt trotzdem in beiden Ländern zumeist einem Arzt – das ist inzwischen (eine selten hinterfragte) Tradition. Dieser Umstand bedingt mitunter, dass Frauen sich diesbezüglich gänzlich auf das Urteil des Arztes verlassen und die Verantwortung für das Wahrnehmen körperlicher Veränderungen und möglicherweise ungünstiger Entwicklungen an diese „Experten" abgeben.

Die regelmäßige ärztliche Kontrolle des Körpers ist allerdings keine Garantie dafür, dass die Schwangerschaft ohne Komplikationen und Auffälligkeiten verläuft. Es ist daher wichtig, dass schwangere Frauen, selbst wenn sie die Mutter-(Kind-)Pass-Vorsorgeuntersuchungen in Anspruch nehmen, die Verantwortung für ihre Gesundheit und das Wohlergehen des Kindes nicht gänzlich aus der Hand geben.

Nur die Frau selbst kennt ihren Körper hoffentlich so gut, dass sie achtsam hinspüren kann und ungünstige Entwicklungen möglicherweise frühzeitig – lange bevor ärztliche Tests Auffälligkeiten zeigen – wahrnehmen kann. Ist die werdende Mutter hinsichtlich ihres eigenen Körpers nicht so feinfühlig, dann wäre jetzt ein guter Zeitpunkt, um sich aktiv mit sich selbst, seinem eigenen weiblichen Körper und dem im Inneren heranwachsenden neuen Leben auseinanderzusetzen.

Die Selbstbeobachtung auf körperlicher Ebene kann mehrere Aspekte beinhalten, die du alle im Buch „Mein privater Mutterpass – Meine Schwangerschaft selbst dokumentiert" (vgl. MOSER & SCHMID 2016) eintragen kannst. Du wirst überrascht sein, wie spannend es ist, deinen Körper eigenständig zu erforschen und das Baby in dir Schritt für Schritt deutlicher wahrzunehmen. Ganz ohne Einfluss von außen.

Kindsbewegungen

Die Bewegungen des Kindes können der werdenden Mutter Aufschluss darüber geben, wie es dem Kind geht. Erfahrungsgemäß sind die ersten zarten Bewegungen des Kindes um die 20. Schwangerschaftswoche zu spüren. Bei jedem weiteren Kind spürt die Mutter meist schon früher, oft bereits um die 15. oder 16. Schwangerschaftswoche, die ersten Kindsbewegungen. Dabei handelt es sich um zarte, flatterhafte Berührungen, die an den sanften Flügelschlag eines Schmetterlings erinnern.

Mit Fortschreiten der Schwangerschaft werden auch die Bewegungen des Kindes immer deutlicher spürbar und bald wird die aufmerksame Mutter Wach- und Schlafphasen des Kindes unterscheiden können. Je enger es im Bauch wird, desto kräftiger werden auch die unterschiedlichen Bewegungen des Kindes zu spüren sein. Manchmal kann es richtig unangenehm werden, wenn das Baby mit seinen Extremitäten in unterschiedliche mütterliche Organe boxt und tritt oder es sich unter dem Rippenbogen der Mutter bequem macht.

Diese Zeit der Schwangerschaft ist allerdings auch für Außenstehende besonders spannend, weil nun die Bewegungen des Kindes auch von außen deutlich sichtbar sind. Werdende Väter und ältere Geschwisterkinder haben jetzt viel Freude daran, den wackelnden Bauch zu beobachten und abwechselnd kleine Hände oder Füße gegen die gespannte Bauchdecke drücken zu sehen.

Durch die Bewegungen des Kindes kann die aufmerksame Mutter auch die Kindslage erspüren. Wo sind die meisten Tritte zu spüren? An welcher Stelle sind die kleinen Fäuste zu erkennen? Gegen Ende der Schwangerschaft kann die Turnerei im Bauch einem kleinen Boxkampf ähneln, denn dein Baby bekommt richtig viel Kraft. Gleichzeitig wird es in deinem Bauch kuschelig eng. Da kann es schon mal vorkommen, dass dich ein Faustschlag gegen deine Blase schleunigst die nächste Toilette aufsuchen lässt.

Die Bewegungen des Kindes sind jedenfalls ein Indikator für dessen Wohlergehen. Ein Kind, dem es nicht (mehr) gut geht, weil es beispielsweise unterversorgt ist, wird sich merkbar wenig bis gar nicht mehr bewegen.

Eine Mütterbewegung aus Iowa/USA hat die Kampagne „Count the Kicks" (www.countthekicks.org) gestartet. Im letzten Drittel der Schwangerschaft werden die schwangeren Frauen dazu angehalten, die Bewegungen des Kindes bewusst wahrzunehmen. Dazu setzt oder legt sich die Schwangere jeden Tag etwa zur selben Zeit, wenn das Baby normalerweise wach ist, ruhig hin und zählt jede kindliche Bewegung. Es kann von Tag zu Tag Variationen geben, doch wird die Mutter nach einer gewissen Zeit einen Rhythmus erkennen und das Bewegungsmuster ihres Kindes durchschaut haben.

Manche Kinder sind eher zappeliger. Sie werden die zehn Bewegungen vielleicht innerhalb von 30 Minuten schaffen, andere brauchen dafür womöglich bis zu zwei Stunden. Sind Abweichungen im Bewegungsmuster zu erkennen, d.h. braucht ein Kind, das normalerweise zehn Bewegungen in einer halben Stunde schafft, plötzlich deutlich länger dafür, sollte die Mutter sichergehen, dass das Kind nicht schläft, und die Testphase wiederholen. Kommt es noch immer nicht zu dem erwünschten Ergebnis, kann das ein Zeichen für die werdende Mutter sein, dass etwas mit dem Kind nicht stimmt, und sie zur Abklärung die Hebamme kontaktieren oder einen Arzt aufsuchen sollte.

Herztöne

Aus der Untersuchungssituation in der gynäkologischen Praxis kennen alle Frauen das Abhören der kindlichen Herztöne. Entweder geschieht dies im Zuge der Ultraschalluntersuchung oder mit Hilfe eines speziellen, kleinen mobilen Ultraschallgeräts, das die Herzaktivität des Ungeborenen hörbar macht.

Eigentlich erübrigt sich die Herztonüberwachung des Kindes, wenn die Mutter ausreichend häufig die Bewegungen des Kindes wahrnimmt. Ein Kind, das sich bewegt, wird auch Herzaktionen haben, während nachgewiesene Herztöne bei fehlenden Bewegungen wenig aussagen.

Trotzdem kann das Abhören der Herztöne spannend sein. Ein hölzernes Hörrohr, wie es manche Hebammen auch heute noch verwenden, ist günstig in der Anschaffung und kann dem werdenden Vater oder älteren Geschwisterkindern Freude bereiten. An der Rückenseite des Ungeborenen wird es in Herzhöhe relativ fest aufgesetzt und nur mit dem aufliegenden Ohr des Hörenden gehalten. Sobald man es mit der Hand anfasst, wird der Ton gedämmt.

Verlassen sollte man sich auf diese Art der kindlichen Überwachung allerdings nicht, denn je nach Lage des Kindes und Lage der Plazenta kann es auch für geübte Hebammenohren manchmal schwierig sein, den kindlichen Herzschlag zu lokalisieren – was als Konsequenz aber nicht heißt, dass das Baby im Bauch in Schwierigkeiten ist. Sollte die experimentierfreudige Familie also nicht fündig werden, was den Herzschlag des Kindes betrifft, so ist das kein Grund in Panik zu verfallen, wenn die Kindsbewegungen unauffällig, also gewohnt stark sind.

Kindslage

Ob das Kind vor allem in den letzten Wochen der Schwangerschaft in Längsrichtung in der Gebärmutter liegt, ist deswegen von Bedeutung, da eine Schräg- oder Querlage korrigiert werden sollte, um die Geburt zu ermöglichen.

Neben der Beobachtung der Kindsbewegungen und den daraus gezogenen Schlussfolgerungen zur Lage des Kindes hat die Frau auch die Möglichkeit, ähnlich einer Hebamme, den Bauch abzutasten. Dazu legt sich die Frau mit entspannter Bauchdecke (Beine anwinkeln!) auf den Rücken und tastet von rechts außen nach innen, von links außen nach innen und von der oberen Gebärmutterkante nach unten, wie Sarah Schmid in „Alleingeburt“ beschreibt:

- Auf einer Seite fühlt man etwas Langes, Hartes. Das ist der Rücken des Babys.
- Auf der anderen Seite fühlt sich der Bauch weich an. Dort sind auch die Füße des Kindes, die sich dort wahrscheinlich durch kräftige Tritte bemerkbar machen.
- Auch der Po des Kindes kann ertastet werden. Er ist in der Verlängerung des kindlichen Rückens als feste Kuppel zu spüren.
- Liegt das Baby mit dem Kopf nach unten, dann ist dieser über dem Schambein (oder auch innerlich, wenn der Kopf sich schon ins Becken gesenkt hat!) zu ertasten. Diese Kindslage ist häufig und eine gute Ausgangsposition für die Geburt (vgl. SCHMID 2014a).

Fundus

Der Fortschritt der Schwangerschaft und das Wachstum des Kindes können anhand des Fundusstandes beobachtet werden.

Der Fundusstand bezeichnet den Abstand zwischen Gebärmutteroberkante und Schambein, wobei in Querfingern gezählt wird. Die wichtigsten Anhaltspunkte sind das Schambein, der Nabel und der Rippenbogen.

Eine geübte Hebamme kann anhand dieses Befundes die Schwangerschaftswoche bestimmen und feststellen, ob sich das Kind gesund entwickelt. Auch die werdende Mutter selbst kann auf diese Weise nach dem Rechten sehen.

Zu Beginn der Schwangerschaft lässt sich der obere Rand der Gebärmutter etwa eine Hand breit unter dem Nabel ertasten. Im Laufe der Schwangerschaft „wandert" er dann immer weiter nach oben, bis der Fundus um die 36. Schwangerschaftswoche am höchsten steht, nämlich bis unter den Rippen.

Danach sinkt er wieder etwas nach unten, weil das Baby sich mit dem Kopf ins Becken senkt und Richtung Geburtskanal bewegt. Die Gebärmutter „kippt" etwas nach vorne und stellt sich jetzt in die Richtung des knöchernen Beckeneingangs.

Der Fundusstand dient also tatsächlich als guter Indikator für das Wachstum des Kindes und den Fortschritt der Schwangerschaft.

Lage der Plazenta

Genetisch gesehen ist die Plazenta Teil des Kindes. Sie wird zum überwiegenden Teil aus dem Zellmaterial gebildet, das bei der Befruchtung von Ei- und Samenzelle entsteht.

Die Plazenta übernimmt während der Schwangerschaft sämtliche Funktionen, die der kindliche Körper noch nicht ausführen kann und ist somit für das Wachstum des Kindes und den Erhalt der Schwangerschaft maßgeblich verantwortlich. Nach der Geburt des Kindes stellt die Plazenta auch ihre letzte Funktion, nämlich die Versorgung des Kindes mit Nährstoffen und Sauerstoff, ein und stirbt ab.

Meist wird die Plazenta achtlos im Krankenhausmüll entsorgt und erhält nur wenig Aufmerksamkeit. Trotzdem kann es von Interesse sein, sich bereits in der Schwangerschaft mit diesem wunderbaren Organ auseinanderzusetzen, nämlich dann, wenn es um den Sitz der Plazenta in der Gebärmutter geht.

Bei der Einnistung der kindlichen Zellen in die Gebärmutterschleimhaut kann es nämlich vorkommen, dass dies an einer relativ ungünstigen Stelle passiert und die Plazenta sich so entwickelt, dass eine natürliche Geburt des Kindes nicht möglich ist. Die daraus resultierende sogenannte „Placenta praevia“ ist ein seltenes Phänomen, bei dem die Plazenta ganz oder teilweise vor dem inneren Muttermund liegt. In diesem Fall ist ein Kaiserschnitt unumgänglich, um das Leben von Mutter und Kind nicht zu gefährden.

Manchmal passiert es auch, dass Randteile der Plazenta in den Muttermundbereich hineinragen. Das ist aber meist kein Problem, da durch das Wachstum des unteren Gebärmutterbereichs im Laufe der Zeit (häufig in der 24. bis 28. Schwangerschaftswoche) der Weg freigemacht wird und es im Ultraschall so aussehen kann, als sei die Plazenta nach oben „gewandert“.

Ein vorangegangener Kaiserschnitt kann ebenfalls ausschlaggebend dafür sein, sich intensiver mit der Lage der Plazenta zu befassen. Es ist sinnvoll, auszuschließen, dass die Plazenta über der alten Narbe liegt und eventuell mit dieser verwachsen ist. Das könnte bei der Geburt zu Komplikationen führen. Liegt die Plazenta an der hinteren Wand der Gebärmutter, kann sie rein technisch gar nicht mit der an der vorderen Gebärmutterwand befindlichen Narbe verwachsen sein.

Die Lage der Plazenta wird am einfachsten mit einem Ultraschallgerät bestimmt. Aber auch die Lage des Kindes und das Wahrnehmen der Kindsbewegungen können Aufschluss über die Plazentalage geben. Meist liegen die Babys der Plazenta zugewandt.

Bei einer Vorderwandplazenta sind die Tritte des Kindes in einem bestimmten Bereich des Bauchs weniger wahrnehmbar. Die Stöße und Tritte fühlen sich wie gedämpft an. Immer wiederkehrende Blutungen können ein Hinweis darauf sein, dass die Plazenta über oder sehr nahe am Muttermund lokalisiert ist.

Ist beides nicht der Fall, kann mit großer Wahrscheinlichkeit davon ausgegangen werden, dass es sich um eine Hinterwandplazenta handelt (vgl. SCHMID 2014a).

Heldinnenvorsatz:

Als Schwangerschaftsheldin freue ich mich, auch für die körperlichen Beobachtungen die Verantwortung selbst in die Hand nehmen zu können.

Ich entscheide mich bewusst für oder gegen die Untersuchung durch einen Arzt und nehme stattdessen oder begleitend das Zepter selbst in die Hand.

Ich kenne meinen Körper gut und es macht mir Spaß, ihn durch die Selbstuntersuchung noch besser kennen zu lernen.

Durch diese Art der Beschäftigung mit meinem ungeborenen Kind komme ich diesem näher und entwickle ein gutes Gespür für dessen Befindlichkeiten.

Das wird mir und dem Baby auch unter der Geburt zu Gute kommen.

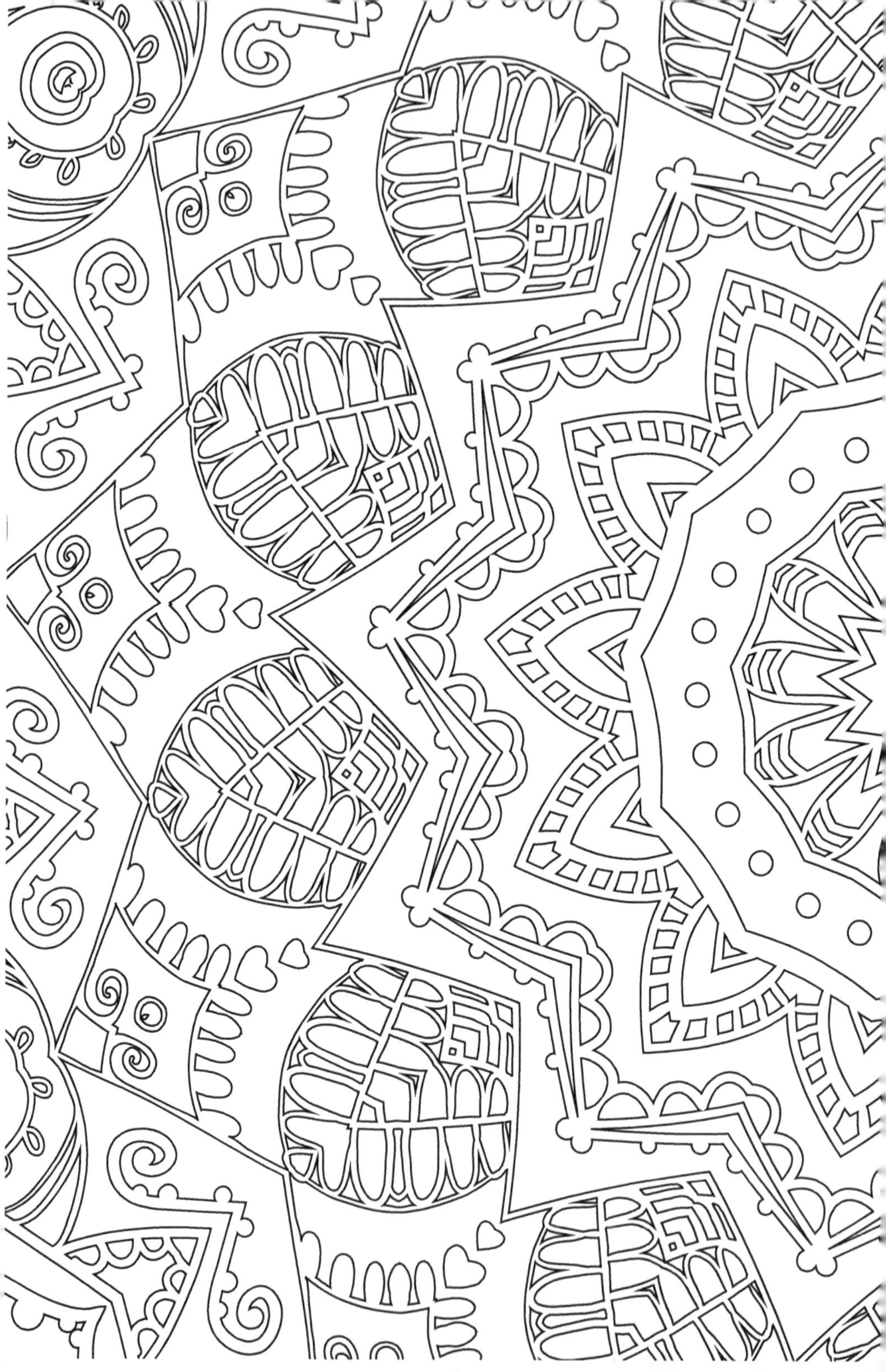

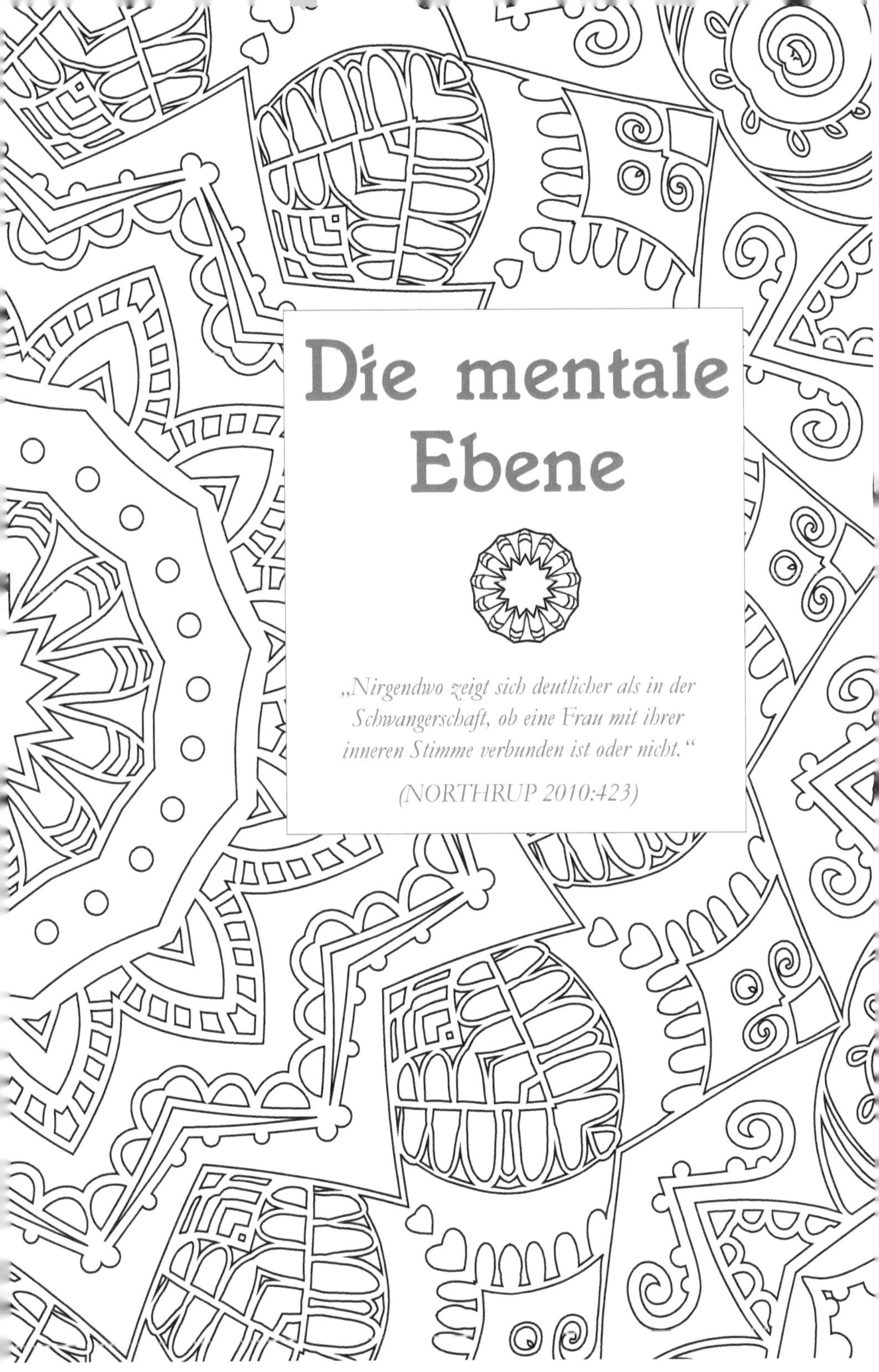

Die mentale Ebene

„Nirgendwo zeigt sich deutlicher als in der Schwangerschaft, ob eine Frau mit ihrer inneren Stimme verbunden ist oder nicht.“

(NORTHRUP 2010:423)

Schwangerschaft ist ein physiologischer Vorgang. Im Körper der Frau entsteht und wächst ein neuer Mensch heran. Das stellt den weiblichen Körper vor viele Herausforderungen.

Der Körper verändert sich, passt sich an die neuen Gegebenheiten an und wird im Idealfall alles tun, um das Kind im Inneren der Gebärmutter zu schützen, bestmöglich zu versorgen und in seiner Entwicklung zu unterstützen.

Keine Frage: Eine Schwangerschaft ist eine große Sache! Neben diesen körperlichen Vorgängen und Veränderungen ist der Prozess des Mutterwerdens vor allem aber auch eine emotionale Herausforderung. Die größte Transformation im Leben einer Frau.

Aus einer Frau wird eine Mutter. Die soziale Rolle ändert sich, neue Aufgaben und viele Fragen erwarten die Frau in ihrem neuen Lebensabschnitt. Und das nicht nur beim ersten Kind. Die Schwangerschaft darf daher vor allem auch eine Zeit sein, die die werdende Mutter ganz bewusst für sich nützt, um sich mit sich selbst, mit ihren Ängsten, Träumen und Hoffnungen auseinanderzusetzen.

Neben der körperlichen Gesundheit ist es jetzt besonders wichtig, auch die seelische Balance beizubehalten, Geist und Seele mit zusätzlichen Streicheleinheiten zu verwöhnen. Alles was die werdende Mutter jetzt für sich tut, kommt auch dem Baby zugute und wird in der meist anstrengenden ersten Zeit nach der Geburt Energie und Ausgeglichenheit fördern.

Die emotionalen und physischen Veränderungen im Laufe der Schwangerschaft bieten wunderbare Möglichkeiten für jede Frau, mehr über sich selbst zu lernen und über sich selbst hinauszuwachsen. Wir müssen uns nur voll und ganz auf diesen Prozess einlassen und aus ganzem Herzen Ja dazu sagen.

Es ist so, wie Laurel Bay Connell in einem Artikel schreibt: Mutterwerden bedeutet so viel mehr, als ein Kind zur Welt zu bringen. Wir kümmern uns um die Babyausstattung, kaufen einen teuren Kinderwagen und bereiten das Kinderzimmer vor, aber wie bereiten wir uns innerlich auf die neue Lebenssituation vor? Daran denken wir meistens nicht. Dabei ist es so wichtig, mit dem inneren Selbst in Verbindung zu treten und genau hinzuschauen: Wer bin ich wirklich? (vgl. CONNELL 2014)

Vor allem am Beginn einer Schwangerschaft, wenn der Bauch noch nicht so groß und die Freundinnen und Verwandten in das kleine Geheimnis womöglich noch nicht eingeweiht sind, fällt es vielen Frauen schwer, sich aktiv und bewusst mit der Schwangerschaft auseinanderzusetzen. Und in manchen Köpfen treibt noch die altbekannte 12-Wochen-Regel ihr Unwesen. Hält die Schwangerschaft oder verabschiedet sich das kleine Wesen im Bauch vor der berüchtigten 12. Schwangerschaftswoche wieder?

Doch bereits in der Frühschwangerschaft tut es unglaublich gut, es sich zu erlauben, schwanger zu sein.

Ja, ich darf mich freuen! Ja, ich darf mich mit dem in mir wachsenden neuen Leben beschäftigen!

Ich darf aber auch Zweifel haben. Wenn die Dinge noch so unwirklich sind, die Schwangerschaft noch so wenig greifbar, dann kann es für manche Frauen hilfreich sein, ein Schwangerschaftstagebuch anzulegen oder sich selbst mit einem Buch zu beschenken, das auf liebevolle Weise durch die Schwangerschaft begleitet, wie beispielsweise „Babyzauber“ von Sarah Schmid (vgl. SCHMID 2014b).

Informiere dich!

Es hat sich gezeigt, dass viele Frauen nur wenig bis keine Informationen über den Verlauf einer Schwangerschaft, über den Mutter-(Kind-)Pass sowie die darin vorgesehenen Untersuchungen haben, bevor sie selbst zum ersten Mal mit diesem Thema konfrontiert werden. Mit dem positiven Schwangerschaftstest beginnt sozusagen eine Reise ins große Unbekannte. Das muss aber nicht so sein! Informiere dich – und zwar rechtzeitig, am besten bereits vor dem ersten Arztbesuch!

In meinem Buch „Der überwachte Bauch – Wie viel ärztliche Schwangerenvorsorge brauche ich wirklich?" hinterfrage ich die gängige Praxis der medizinischen Schwangerenvorsorge und gebe einen Überblick über die angebotenen Untersuchungen und deren Sinnhaftigkeit (vgl. MOSER 2016).

Mein Tipp: Schau dir ganz genau an, was auf dich und dein Baby zukommt.

- *Welche Untersuchungen stehen dir und dem Baby bevor?*
- *Welche Gefühle hast du dabei?*
- *Was davon ist für dich in Ordnung und was möchtest du eher nicht?*
- *Überlege dir ganz genau, wie du deine Wünsche und Vorstellungen umsetzen kannst, denn der Weg, den alle Schwangeren unhinterfragt gehen, muss nicht unbedingt auch für dich und dein Baby der richtige Weg sein.*
- *Es gibt (für fast alles) Alternativen!*

Eine aktuelle Studie der University of California hat gezeigt, dass Schwangere öfter auf Untersuchungen verzichten, wenn sie vorab über Umfang und Inhalt der Tests aufgeklärt wurden. Die Forscher fordern daher auch umfangreiche Informationen für schwangere Frauen über anstehende medizinische Untersuchungen (vgl. HOLLERSEN 2014).

Wir sollten allerdings nicht darauf warten, dass Ärzte über die Politik dazu angehalten werden, den Umgang mit den Schwangeren zu überdenken und diese besser und grundlegender zu informieren. Du kannst selbst aktiv werden und Eigeninitiative ergreifen!

Lies Bücher, die dich bestärken und dir Mut machen. Sehr empfehlenswert sind beispielsweise die Bücher „Die Selbstbestimme Geburt“ (vgl. GASKIN 2008) und „Brüt es aus! Die freie Schwangerschaft“ (vgl. OBLASSER 2013). Aber auch Zeitschriften und Fachartikel können hilfreich sein. Informiere dich bei unabhängigen Stellen wie beispielsweise unabhängigen Elternberatungszentren. Oder kontaktiere eine Hebamme, um mit ihr konkrete Fragestellungen zu besprechen.

Eigne dir Wissen an. Werde zur Expertin auf dem Gebiet der Schwangerschaft und Geburt und zieh dazu alle Optionen der Information heran, die dir möglich erscheinen. Je umfangreicher du informiert bist, desto kompetenter wirst du in deiner Entscheidungsfindung sein. Und Entscheidungen stehen im Laufe einer Schwangerschaft zahlreich ins Haus.

Bist du gut mit deinen Gefühlen verbunden und hast dir ein grundlegendes Wissen über die körperlichen Vorgänge während einer Schwangerschaft, über medizinische Maßnahmen und deren Sinnhaftigkeit und Notwendigkeit sowie über deren Risiken angeeignet, kannst du nicht nur für dich und dein Baby gute Entscheidungen treffen, sondern in der Diskussion mit anderen auch besser argumentieren.

Und diese Diskussionen werden kommen, obwohl es für den Seelenfrieden meist besser ist, diese zu vermeiden. Sei es die Auseinandersetzung mit dem Gynäkologen über medizinische Routinemaßnahmen wie beispielsweise die Ultraschalluntersuchung, die du ablehnst, oder die Konfrontation mit wohlmeinenden Mitmenschen, die ihre Sorge äußern, weil du deine Schwangerschaft völlig eigenmächtig und eigenverantwortlich gestalten willst.

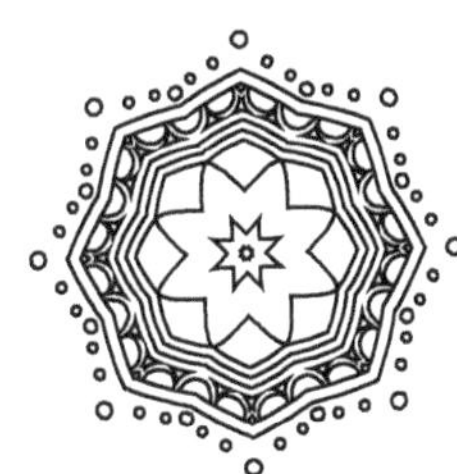

Merke dir folgende wichtige Sätze, wenn du keine Lust auf Rechtfertigung und/oder Diskussionen hast:

- *„Das fühlt sich für mich noch nicht gut an.“*
- *„Das möchte ich mir noch überlegen.“*
- *„Das weiß ich noch nicht.“*

In erster Linie sind umfangreiche Information und Wissen allerdings vor allem dafür notwendig, kompetente Entscheidungen treffen zu können. Damit behältst du als werdende Mutter die Verantwortung in der eigenen Hand und gibst sie nicht an so genannte Experten ab, weil du ahnungslos und überfordert bist.

Selbst wenn du dich letztendlich dafür entscheiden solltest, dass sämtliche Mutter-(Kind-)Pass-Untersuchungen für dich und dein Baby stimmig sind und du zusätzlich auch noch die Möglichkeiten der pränatalen Diagnostik für dich nutzen willst, dann ist das eine Entscheidung, die du bewusst getroffen hast, weil du gut informiert diesen Weg als den richtigen für dich befunden hast. Niemand hat dich zu irgendetwas überredet oder gedrängt.

Du hast diesen Weg nicht gewählt, weil alle ihn gehen, sondern weil er dir als der für dich richtige erschienen ist. Du genießt das Gefühl, selbst Entscheidungen getroffen zu haben, und erlebst dich als starke und kompetente Frau. Und genau darauf kommt es an!

Heldinnenvorsatz:

Wissen ist Macht.

Als Schwangerschaftsheldin
habe ich allein die Macht über mich,
meinen Körper und mein Baby.

Ich weiß, dass ich mir auch als medizinische
„Laiin" Informationen beschaffen und Wissen
aneignen kann. So bin ich bestens informiert,
was Schwangerschaft und Geburt betrifft.

Ich bin die wichtigste Expertin für meinen Körper
und mein Baby. Ich beschaffe mir sämtliche
Informationen, die ich brauche, um kompetente
Entscheidungen treffen zu können, und
entwickle dabei vor allem eines immer
besser: mein Bauchgefühl!

Folgende Bücher können mir helfen, einen ersten Überblick zu bekommen:

DAVIS, Elizabeth & PASCALI-BONARO, Debra (2010): Orgasmic Birth. Your guide to a safe, satisfying, and pleasurable birth experience. Rodale. New York.

EIRICH, Martina & OBLASSER, Caroline (2012): Luxus Privatgeburt. Hausgeburten in Wort und Bild. edition riedenburg. Salzburg.

GASKIN, Ina May (2008): Die selbstbestimmte Geburt. Handbuch für werdende Eltern. Mit Erfahrungsberichten. Kösel-Verlag. München.

MOSER, Doris & STROHMAIER, Marion (2013): Lebensreise – Lebenskreise. Rituale und Bräuche rund um die Geburt. Books on Demand. Norderstedt.

MOSER, Doris (2016): Der überwachte Bauch – Wie viel ärztliche Schwangerenvorsorge brauche ich wirklich? edition riedenburg. Salzburg.

OBLASSER, Caroline (2013): Brüt es aus! Die freie Schwangerschaft: Methode mit Mama, Baby und Co. edition riedenburg. Salzburg.

ODENT, Michel (2005): Es ist nicht egal, wie wir geboren werden. Risiko Kaiserschnitt. Patmos Verlag. Düsseldorf und Zürich.

SCHMID, Sarah (2014a): Alleingeburt. Schwangerschaft und Geburt in Eigenregie. edition riedenburg. Salzburg.

ULRICH, Isabella (2015): Instinctive Birth. Geburt aus eigener Kraft. Das Handbuch zur ganzheitlichen Vorbereitung auf ein instinktives und selbstbestimmtes Geburtserlebnis. NBM-Verlag. Gaaden.

Filmtipps:

Orgasmic Birth. The Best-Kept Secret (Debra Pascali-Bonaro and Kris Liem)

Der erste Schrei (Gilles de Maistre)

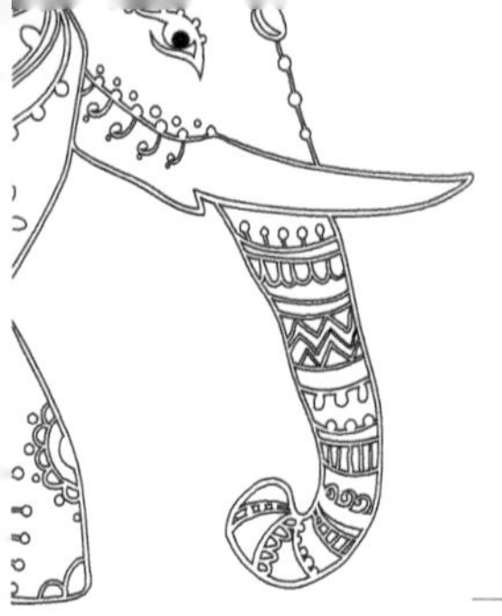

Bindung verbindet

Fördere den Kontakt zu deinem Baby

Wie Deepak Chopra in seinem Buch „Die Reise ins Leben" anschaulich darlegt, haben Neurobiologen in den vergangenen Jahren bestätigt, dass sich alle Sinneseindrücke und selbst Erfahrungen, die nicht tatsächlich gemacht werden, sondern die man sich nur vorstellt, nachhaltig auf den Körper auswirken. Jede Empfindung (egal ob angenehm oder unangenehm) verändert den Körper und kann sich entweder nährend oder aber auch schädlich auswirken.

Das ist besonders in der Schwangerschaft von Bedeutung, da das ungeborene Kind auf der Zellebene alle Erfahrungen und Empfindungen der Mutter mitbekommt. Alles was eine Schwangere hört, sieht, riecht und schmeckt, wirkt sich auf ihren Körper aus – und somit auch auf das Baby in ihrem Bauch. Je bewusster wir unsere Erfahrungen auswählen, desto bewusster erschaffen wir uns unseren Körper, wie Chopra es ausdrückt (vgl. CHOPRA 2005).

Das ungeborene Kind ist auf vielfältige Art und Weise untrennbar mit seiner Mutter verbunden. Es nimmt seine Umgebung wahr und reagiert darauf. Es hört den Herzschlag und die Verdauungsgeräusche der Mutter und es erhält über die Nabelschnur nicht nur Nährstoffe, sondern auch biochemische Botenstoffe, die den Körper der Mutter durchfluten. Das Kind erhält vielfältige Informationen über den Zustand der Mutter und kann auch deren Gefühle und emotionale Verfassung erspüren. Es macht also einen Unterschied, welches Buch sie liest, welche Musik oder welches Hörspiel sie sich anhört, welchen Film sie sich ansieht. Die Gefühle, die das jeweilige Tun in ihr auslösen, übertragen sich auf das Ungeborene.

Umso wichtiger wäre eine Schwangerenvorsorge, die sich tatsächlich an den vielfältigen und oftmals ganz individuellen Bedürfnissen von Mutter und Kind orientiert, und nicht ständig auf der Suche nach körperlichen Abweichungen ist, die Angst und Stress verursachen.

Wird die Mutter durch bestärkende Worte und wohlwollende Botschaften in ihrer Zuversicht gestärkt und ihre innere Ruhe gefördert und stabilisiert, so kommen diese positiven und harmonischen Emotionen auch beim Kind an und fördern auch dessen Wohlergehen.

Hält man sich diese Tatsachen vor Augen, ist es leicht verständlich, dass es wichtig ist, das Kind bereits während der Bauchzeit mit schönen und nährenden Impulsen zu versorgen. Bereits jetzt kannst du als Mama erste zarte Kontakte knüpfen, dich auf das Baby einstimmen und in Kontakt mit dem Baby kommen.

Die Beziehung mit dem Kind beginnt lange vor der Geburt.

Das Baby wird nicht plötzlich durch die
Geburt aktiviert, sondern es ist bereits
lange davor aktiv am Leben beteiligt.

Es ist bereits während der Bauchzeit ein komplexes Menschenwesen, das viel mehr von seiner Umwelt und vor allem von seiner Mutter wahrnimmt, als man meinen möchte.

Berührende Berührung

Das Kind im Bauch nimmt vielfältige Berührungen wahr und reagiert mit zunehmendem Alter auch explizit darauf. Die werdende Mutter kann eine tägliche Bauchmassage als kleines Alltagsritual in ihren Tagesablauf einplanen.

Durch die liebevolle Berührung und sanfte Massage des Bauches mit einem feinen Öl kann die Mutter sehr leicht mit dem ungeborenen Kind in Kontakt treten. Das Kind reagiert vielleicht mit Bewegungen auf die

Berührungen der Mutter. Sanfte Worte oder Lieder können die gemeinsame Massagezeit begleiten und den innigen Kontakt verstärken. Vielleicht mag auch der werdende Vater die Bauchmassage übernehmen. Mutter und Kind werden dankbar für die Zuwendung und liebevolle Berührung sein.

Die Massage ist normalerweise eine Wohltat für die Frau und stimuliert außerdem die Selbstheilungskräfte des Körpers.

Massageöl-Empfehlungen

Massageöle, die sich besonders für den schwangeren Bauch eignen, beinhalten Pflanzenöle, die das Bindegewebe stärken und festigen:

- *Mandelöl: mildes Öl für sensible Haut*
- *Sheabutter: macht die Haut weich und geschmeidig*
- *Jojobaöl: sehr verträglich, zieht schnell in die Haut ein, feuchtigkeitsbindend und entzündungshemmend, besonders bei trockener und empfindlicher Haut zu empfehlen*
- *Weizenkeimöl: enthält hohen Vitaminanteil, insbesondere für trockene und strapazierte Haut geeignet*

Diese Öle können nach Belieben mit einigen Tropfen ätherischer Öle (wie beispielsweise Rose) kombiniert werden.

Aber Achtung: Nicht alle ätherischen Öle sind für die Verwendung in der Schwangerschaft geeignet! Meist sagt einem die eigene Nase, was bekömmlich ist.

Nährende Klänge

Etwa ab der 16. Schwangerschaftswoche beginnt das Ungeborene, auf Geräusche außerhalb des Mutterleibs zu reagieren (vgl. CHOPRA 2005). Dieser Umstand kann ausgenutzt werden, um dem ungeborenen Kind ganz bewusst schöne Klänge, heilsame Lieder und wohltuende Musik zukommen zu lassen.

Das Kind hört mit! Ich selbst habe in meiner zweiten Schwangerschaft ganz wundervolle Erfahrungen mit dem Einsatz von Klangschalen gemacht. Die berührenden und tief entspannenden Klänge der unterschiedlichen Klangschalen haben nicht nur mir gut getan, sondern sich meiner Meinung nach auch positiv auf das Baby im Bauch ausgewirkt.

Die obertonreichen Klänge der Klangschalen bringen den oft umtriebigen Geist zur Ruhe. Wohltuende Entspannung breitet sich aus und erfasst mit Sicherheit auch das ungeborene Kind.

Musiktipps für Schwangerschaft und Geburt:

- *Kristina Hampl: kristina & friends. I'm opening up*
- *Österreichischer Doula-Chor: Birth- & Circlesongs*
- *Marion Ritz-Valentin: Lieder und Heilgesänge für Schwangere und Babys*

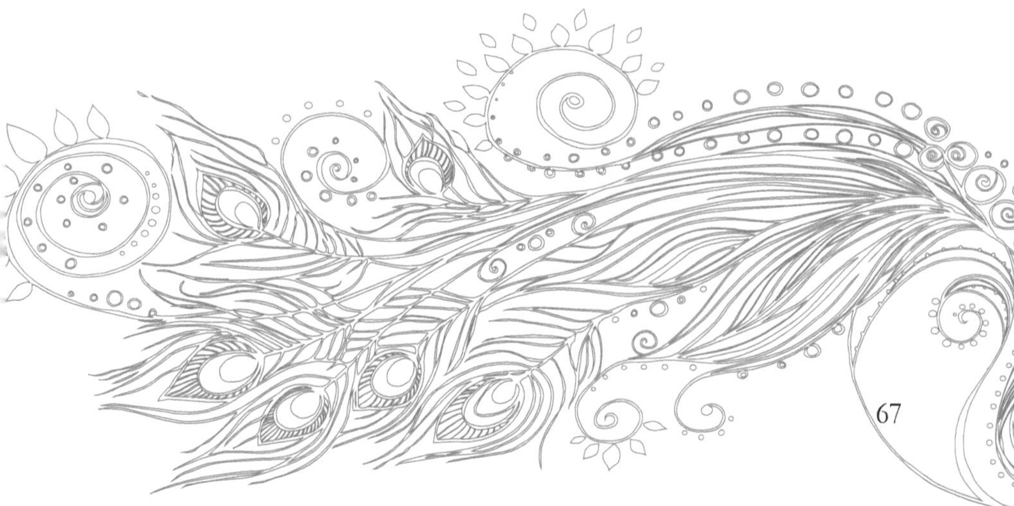

Chakrensingen

Dein Baby freut sich bestimmt auch darüber, wenn du selbst singst. Viele von uns meinen ja, dass sie nicht singen könnten, aber es gibt eine wundervolle Möglichkeit, die eigene Stimme zum Erklingen zu bringen, ohne gleich hochkomplizierte Opernarien anzustimmen: das Chakrensingen.

In der östlichen Vorstellung sind Chakren Energiezentren im menschlichen Körper, die unsere körperlichen, seelischen und geistigen Lebensprozesse steuern. Jedem dieser sieben Chakren wird ein Ton zugeordnet, den du ganz einfach erklingen lassen kannst. Dafür benötigst du keine Gesangsausbildung, und trotzdem hat das Tönen eine große Wirkung.

Gleichzeitig ist das eine tolle Vorbereitung auf die Geburt, denn unter der Geburt ist das Tönen äußerst hilfreich: Es treibt die Geburt voran (entspannte Kiefermuskulatur ist gleich entspannter Muttermund) und hilft dir, dich als Ganzes zu entspannen. Das Tönen unter der Geburt ist außerdem ein wunderbares Werkzeug für dich, um den Wellen zu begegnen und mit ihnen zu arbeiten.

Also probiere es doch gleich einmal aus!

Suche einen Ort auf, an dem du ungestört bist und keine Hemmungen hast, laute Töne von dir zu geben. Setze dich aufrecht und bequem hin und atme einige Minuten in deinem eigenen Atemrhythmus. Komm zur Ruhe.

- *Wenn du den Impuls spürst, konzentriere dich auf dein Wurzel-Chakra (Muladhara) und forme ein tiefes U im Inneren deines Körpers – dann lasse es erklingen. Experimentiere mit Tonlage und Lautstärke, bis du dich wohlfühlst. Töne so lange, wie es dir Freude bereitet.*

- *Dann fokussierst du dich auf dein Sakral-Chakra (Svadhisthana) und tönst auf einem geschlossenen O.*
- *Das Solarplexus-Chakra (Manipura) freut sich über ein offenes O, das Herz-Chakra (Anahata) über ein A.*
- *Beim Kehlkopf-Chakra (Vishuddha) formst du ein E, und für das Stirn-Chakra (Ajna) tönst du ein I.*
- *Das Kronen- oder Scheitel-Chakra (Sahasrara) betönst du am besten mit einem M.*

Normalerweise werden die Töne mit aufsteigendem Chakra vom Klang her immer höher. Es ist aber wichtig, dass du den Ton in dir spürst und dich damit identifizieren kannst. Du kannst also ruhig variieren, wenn etwas Anderes für dich stimmiger ist.

Bist du mit dem Chakrensingen fertig, gönne dir noch einige Minuten Ruhe und spüre den vielfältigen Wirkungen nach, die das Tönen in dir und deinem Körper hinterlassen hat.

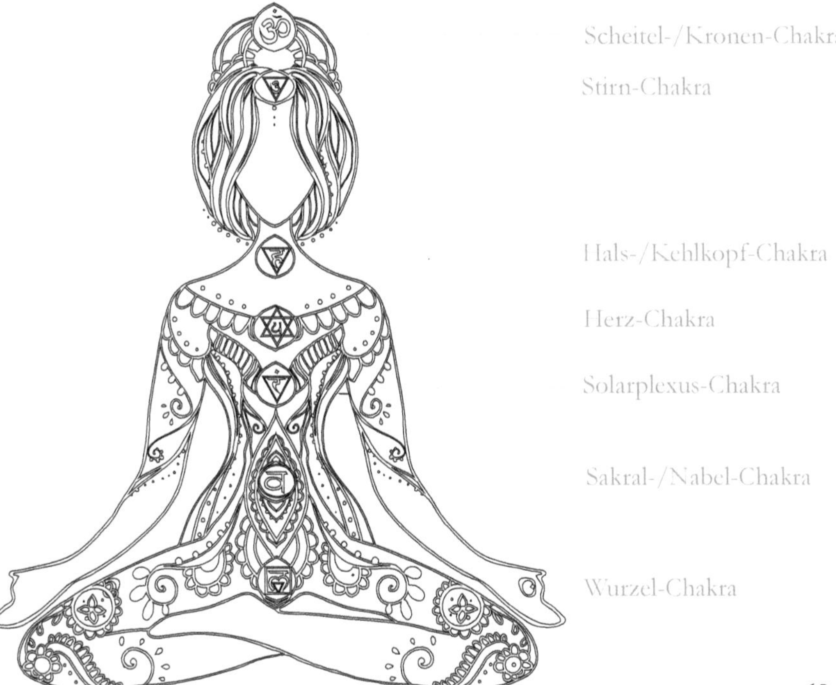

Bereits im Mutterleib finden die ersten Interaktionen zwischen Mutter und Kind statt, und bereits jetzt werden zarte Beziehungsbande geknüpft, die das Fundament der Eltern-Kind-Bindung darstellen. Die ungarischen Psychoanalytiker Hidas und Raffai konnten mit ihren Beobachtungen und Forschungen aufzeigen, welche Bedeutung und bestimmende Rolle die prä- und perinatale Lebenszeit in Bezug auf die Persönlichkeitsentwicklung, die späteren Beziehungen und das gesamte spätere Leben haben.

Das Empfinden des Kindes im Mutterleib ist über viele Kanäle verbunden mit der Umgebung, in der die Mutter lebt. So können auch medizinische Untersuchungen ungünstige Auswirkungen auf das Ungeborene haben, wenn sie die Mutter negativ beeinflussen, also beispielsweise mütterliche Stressreaktionen hervorrufen.

> Unangenehme Untersuchungen und beängstigende Untersuchungsergebnisse lösen bei der Mutter körperliche und seelische Reaktionen aus, die sich auch auf das Kind übertragen. Das Kind spürt die Verunsicherung und Angst der Mutter und reagiert darauf ebenfalls mit körperlichen und psychischen Reaktionen. Werden diese negativen Untersuchungsergebnisse zu einem späteren Zeitpunkt revidiert, also sind sie nicht mehr gültig, so bleiben die Auswirkungen auf das Kind dennoch erhalten, können nicht mehr rückgängig gemacht werden, wenn sie eine bestimmte Ausprägung erreicht haben (vgl. HIDAS & RAFFAI 2010).

Durch die Arbeit von Hidas und Raffai konnte die Bedeutung der Qualität der vorgeburtlichen Beziehung für die weitere Entwicklung des Kindes dargestellt werden. Diese Einsichten haben zur Erarbeitung der Methode der Bindungsanalyse geführt, die heute auch in Deutschland und Österreich angeboten wird. Dabei geht es um die Vertiefung der vorgeburtlichen Mutter-Kind-Beziehung, indem die schwangere Frau dabei unterstützt wird, zu ihrem ungeborenen Kind eine tiefe Beziehung aufzubauen. Bei den bindungsanalytisch begleiteten Schwangerschaften zeigen sich durchaus positive Auswirkungen auf den Schwangerschafts- und Geburtsverlauf, aber auch auf die Eltern-Kind-Beziehung.

Ich verbinde mich mit meinem Baby

Noch bin ich schwanger und ich kann mir mein Baby nur vorstellen. Es zeigt sich mir durch seine Bewegungen und vielleicht auch im Traum. Trotzdem habe ich schon eine ganze Menge über das Baby erfahren.

Was ich bereits über mein Kind weiß:

Heldinnenvorsatz:

Das Baby in meinem Bauch steht in permanentem Austausch mit mir.

Ich kann es kaum erwarten, bis es endlich geboren ist und ich tatsächlich erfahre, wie es aussieht, wie es sich anfühlt, wie es riecht.

Ich weiß, dass ich bereits jetzt mit meinem Baby bewusst in Kontakt treten kann.

Deshalb werde ich mir ganz bewusst Zeit für diese Kontaktaufnahme nehmen und plane bestimmte Zeiten ein, in denen ...

- ich mich und mein Baby mit einer entspannenden Massage verwöhne,
- ich mir und dem Kind eine Klangmassage gönne,
- wir unsere Beziehung genießen,
- ich in der Meditation mit dem Kind in meinem Bauch in Verbindung trete,
- ich in der Stille nach innen lausche.

Je öfter ich mir diese Zeit nehme, desto intensiver wird die Verbindung zwischen mir und meinem Kind wachsen.

Stress lass nach!

Ganz schön spannend kann eine Schwangerschaft sein! So viele neue Dinge, die plötzlich auf eine Frau zukommen! Viele neue Empfindungen. Der Körper verändert sich. Termine sind einzuhalten, die Geburt will vorbereitet werden, und vielleicht kommt auch noch die eine oder andere Veränderung in Haus oder Wohnung auf die Schwangere zu. Der kleine Neuankömmling will schließlich auch seinen Platz.

Vermutlich stehen in den Wochen der Schwangerschaft viele Erledigungen an: Ein neues Tragetuch will besorgt werden, eine Babyschale für das Auto und so manche Windel wird bereits während der Schwangerschaft gekauft und in den Schrank geräumt.

Daneben gilt es den ganz normalen „Alltagswahnsinn“ zu bewältigen. Der Haushalt will erledigt werden, bereits vorhandene ältere Kinder haben ihre ganz eigenen Bedürfnisse und Vorstellungen, die erfüllt werden sollen. Der Hund muss wieder mal Gassi geführt werden, die Goldfische haben Hunger. Die Schwiegermutter muss zum Arzt begleitet werden und Großtante Sophie hat sich am Wochenende zu Kaffee und Kuchen angekündigt.

Von den beruflichen Herausforderungen ganz zu schweigen. Sollte die Schwangerschaft eigentlich nicht entspannt verlaufen? Wahr ist aber auch: Wir alle brauchen Stress, um uns lebendig zu fühlen, um weiterzukommen. Aber die Herausforderungen sollten bewältigbar bleiben. Deshalb sind bewusste Pausen wichtig.

Entspannung und Ruhe zu finden kann manchmal ganz schön schwierig sein. Dazu kann es hilfreich sein, sich ganz bewusst Ruheinseln zu schaffen. Die Verantwortung für Hund und Goldfisch können ruhig mal an die großen Kinder abgegeben werden, die Großtante wird auf später vertröstet und der werdende Vater für den Haushalt eingeteilt.

Auch wenn sich nur kleine Auszeiten verwirklichen lassen, ist es schön und auch notwendig, sich diese zuzugestehen. Entspannung ist eines der wichtigsten Dinge, die eine Frau zur Vorbereitung auf die Geburt erlernen kann.

Jede kleine Phase der Ruhe kann genutzt werden, um sich zu entspannen, vom Alltag loszulassen und sich bewusst auf die Schwangerschaft und das Kind im Bauch einzulassen. Einige Minuten Ungestörtheit in der Badewanne, ein gutes Buch in der Hängematte lesen, sich die Sonnenstrahlen auf den immer runder werdenden Bauch scheinen lassen oder bei einer Tasse Tee der Lieblingsmusik lauschen. All das sind wunderbare Momente der Ruhe und Entschleunigung, die der schwangeren Frau ungemein viel Kraft geben können.

Wer bis jetzt noch keine Erfahrung mit Meditation gesammelt hat, kann die Schwangerschaft dazu nutzen, sich mit dieser auseinander zu setzen.

Die wohltuende Wirkung der Meditation zeigt sich auf vielen Ebenen:

- *Sie fördert die körperliche und geistige Gesundheit.*
- *In der Meditation werden die inneren Gedanken zum Schweigen gebracht,*
- *die Aufmerksamkeit wird nach innen gelenkt,*
- *und unsere Sinne, die normalerweise nach außen gerichtet sind, kommen zur Ruhe.*

Auch die Beschäftigung mit der eigenen kreativen Seite in Form von Kunsttherapie oder anderen Möglichkeiten des kreativen Ausdrucks können die Schwangerschaft bereichern und zur Entspannung beitragen.

Wieder gilt: Jede Schwangere soll für sich stimmige Wege finden, um die innere Harmonie zu fördern und zur Ruhe zu kommen.

Meditationsanleitung:

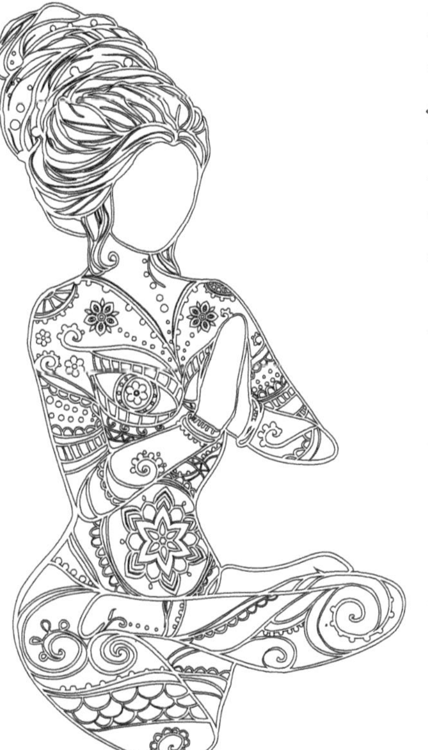

Für den Einstieg in die Meditationspraxis eignet sich die Kerzenlichtmeditation besonders gut. Nimm dir für den Anfang etwa 10 bis 15 Minuten Zeit und informiere den Rest der Familie, dass du in diesem Zeitraum nicht gestört werden willst.

Suche dir eine angenehme Sitzposition und entzünde vor dir eine Kerze, die sich etwa auf Augenhöhe befindet. Nimm einige bewusste und tiefe Atemzüge. Dann schaust du konzentriert und möglichst ohne zu blinzeln in die Flamme der Kerze.

Versuche, deine Gedanken ziehen zu lassen, und komme mit deiner Aufmerksamkeit immer wieder zur Flamme zurück.

Nach einiger Zeit werden deine Augen vielleicht tränen. Wird das Gefühl unangenehm, kannst du die Augen schließen und noch einige Zeit mit dem Nachbild der Flamme vor deinem inneren Auge weitermeditieren.

„Du solltest täglich 20 Minuten meditieren. Außer wenn du zu beschäftigt bist, dann solltest du eine Stunde meditieren.“

(Zen-Sprichwort)

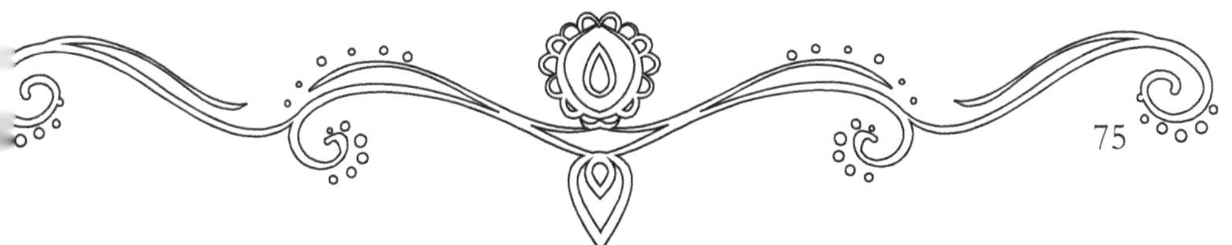

Heldinnenvorsatz:

Als Schwangerschaftsheldin kann ich unterscheiden, ob ich es liebe, unter Volldampf zu stehen, oder ob es etwas geruhsamer zur Sache gehen darf.

Ich darf mir Pausen gönnen.

Ich nehme mir vor, dass ich gut auf mich schaue und Auszeiten einplane, wenn mir danach ist.

Auch zwischendurch gönne ich mir immer wieder kleinere Pausen – immer dann, wenn ich das Gefühl habe, sie zu brauchen.

Ich habe deswegen kein schlechtes Gewissen, weil ich weiß, dass mir diese Verschnaufpausen Energie geben und mich in meiner Heldinnenkraft stärken.

Bewusstheit und Achtsamkeit

Genau in dem Moment zu leben, der ist, erfordert manchmal ganz schön viel Disziplin. Wir neigen wohl alle dazu, mit unseren Gedanken und Gefühlen immer wieder in die Zukunft oder in die Vergangenheit abzuschweifen. Dabei kann die bewusste Auseinandersetzung mit den gerade stattfindenden Vorgängen Zentriertheit und Klarheit schenken.

Schwangerschaft und Geburt sind eine Initiationserfahrung, die die Frau nicht nur auf körperlicher Ebene herausfordert und verändert, sondern sie auch auf einer psychischen und sozialen Ebene transformiert. Diese Veränderungen wollen angenommen und integriert werden. Es ist eine Zeit, in der sich Vertrauen in den Fluss des Lebens entwickeln kann, indem man sich auf die körperlichen und seelischen Veränderungen einlässt.

Innere Achtsamkeit ist eine ideale Wegbegleiterin durch das Abenteuer Schwangerschaft. Begegne den körperlichen und psychischen Veränderungen mit Aufgeschlossenheit und einer grundsätzlich akzeptierenden Haltung. Schau dir an, was sich in dir und deinem Körper tut, nimm es an und versuche, offen zu bleiben für das Geschehen, es im Zweifel eher positiv zu bewerten.

Womöglich kommen auch Gedanken, Gefühle oder Körperempfindungen auf, mit denen du nicht so gut umgehen kannst. Nimm an, was kommt und versuche, das Beste daraus zu machen. Lerne Vertrauen in deinen Körper zu entwickeln und lass dich ein auf das Wunder, das da gerade mit dir und in dir passiert. Schwangerschaft hat mit Lebendigkeit und Lebenskraft zu tun. Versuch diese Qualitäten bewusst wahrzunehmen.

Verschiedene Wahrnehmungsübungen und Meditationen können dir dabei helfen, wenn du dich von diesen Bewusstseinstechniken angesprochen fühlst.

Mit der bewussten Achtsamkeit deinen Empfindungen und inneren Vorgängen gegenüber wirst du auf deine Bedürfnisse aufmerksam reagieren können. Nimm dir Zeit für dich selbst und lerne (wieder), der Stimme deines Körpers zu lauschen. Höre hin und höre zu! Und nimm wahr, was gerade gebraucht wird.

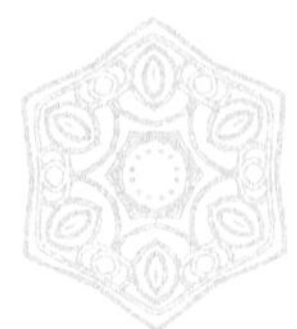

Manchmal hilft auch ein einfaches Mantra,
das du dir selber sagst, wie zum Beispiel:

„Halt inne!"

„Ruhig"

„Atme aus!"

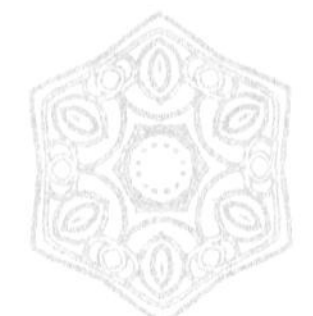

Diese akzeptierende Haltung dir selbst gegenüber hat im beruflichen und familiären Alltagsstress oft viel zu wenig Raum. Wir fühlen uns von unterschiedlichsten Dingen gestresst und unter Druck gesetzt, sodass wir die zarte und oft leise Stimme des Körpers nicht mehr wahrnehmen.

Viele von uns kennen das vermutlich: In Zeiten der Menstruation – der regelmäßig wiederkehrenden Übung für das Großereignis Geburt – würden wir uns vielleicht gerne zurückziehen, die Spannung im Unterbauch erinnert uns daran, einen Gang zurück zu schalten. Aber Termine wollen eingehalten und Verpflichtungen wahrgenommen werden. So haben wir gelernt, die Anforderungen des Alltags über unsere ureigensten Körperbedürfnisse zu stellen. Tampon rein, Schmerztablette schlucken, und der Tag ist gerettet!

Aber gerade in der Schwangerschaft sollten wir uns wieder die Zeit nehmen, die Bedürfnisse unseres Körpers bewusst und mit unserer ganzen Aufmerksamkeit wahrzunehmen. Diese achtsame Haltung uns selbst gegenüber fördert das Selbst-Bewusstsein und das Bewusstsein für sich selbst. Und sie wird letztendlich auch unter der Geburt hilfreich sein. Wer weiß – vielleicht kommt sie auch dem Kind und seiner Gefühlsmatrix zugute.

Die Hebamme, Körper- und Traumatherapeutin Viresha Bloemeke empfiehlt, in jedem Moment der Schwangerschaft (so gut es eben möglich ist) die Aufmerksamkeit auf auftauchende Empfindungen und Bedürfnisse zu lenken, angenehme Gefühle bewusst zu genießen, aber auch Unwohlsein zu erkennen und zu transformieren (vgl. BLOEMEKE 2013). Das heißt, unangenehme Gefühle sollen bewusst wahrgenommen werden, dürfen aber auch wieder verabschiedet werden.

Hinspüren, ansehen und wieder loslassen. Ich habe im Augenblick vielleicht dieses Gefühl, aber ich bin nicht dieses Gefühl. Halte ich nicht zwanghaft an dem Gefühl fest, kann ich erleben, wie sich negative Emotionen oder Gedanken wieder auflösen und Raum für neue Empfindungen geschaffen wird.

Schwangerschaftstagebuch der Achtsamkeit

Lege dir ein Tagebuch für die Schwangerschaft zu.

Notiere darin nicht Zahlen und Daten zum Schwangerschaftsverlauf, sondern beschäftige dich mit deinem Innenleben.

Reflektiere unterschiedliche Situationen, mit denen du im Laufe des Tages konfrontiert wurdest, und notiere dir, wie es dir dabei ergangen ist.

Welche Emotionen hattest du?
Wie hast du dich gefühlt?
Was hat dich aufgeregt, belastet oder verängstigt?
Womit hast du dich wohl gefühlt?
Wann warst du glücklich?
Was macht dich zufrieden?

Vielleicht gelingt es dir mit der Zeit, bereits während des Alltages ganz bewusst im Augenblick zu bleiben und wahrzunehmen, was gerade ist.

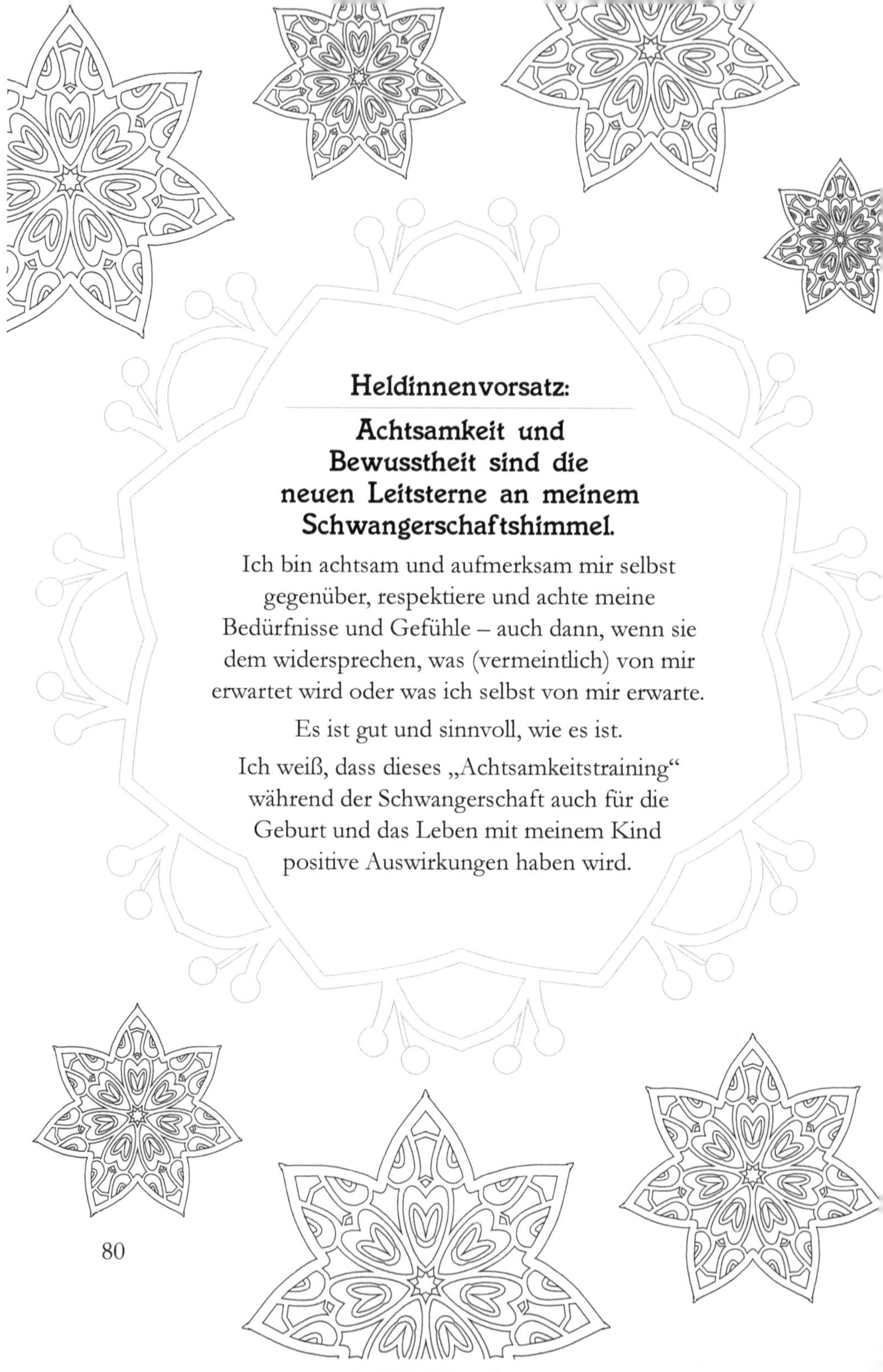

Heldinnenvorsatz:

Achtsamkeit und Bewusstheit sind die neuen Leitsterne an meinem Schwangerschaftshimmel.

Ich bin achtsam und aufmerksam mir selbst gegenüber, respektiere und achte meine Bedürfnisse und Gefühle – auch dann, wenn sie dem widersprechen, was (vermeintlich) von mir erwartet wird oder was ich selbst von mir erwarte.

Es ist gut und sinnvoll, wie es ist.

Ich weiß, dass dieses „Achtsamkeitstraining" während der Schwangerschaft auch für die Geburt und das Leben mit meinem Kind positive Auswirkungen haben wird.

Bereite dich auf die Geburt vor!

Wenn eine Frau schwanger ist, treten viele Fragen auf, die Unsicherheiten sind oft groß. Wie wird die Schwangerschaft verlaufen? Ist es ein Junge oder ein Mädchen? Werde ich eine gute Mutter sein? Was ist mit meiner Partnerschaft? Wie werden wir uns weiterentwickeln? Was erwartet mich in den nächsten Wochen und Monaten? Wie wird die Geburt verlaufen?

Viele Fragezeichen stehen im Raum, die Zukunft ist ungewiss. Aber über eine Tatsache kann sich die Schwangere absolut sicher sein: Das Kind, das in ihrem Bauch wächst, wird irgendwann zur Welt kommen. Die Geburt kommt in großen Schritten unausweichlich auf die werdende Mama zu. Und auch wenn es für den optimalen Geburtsverlauf – ebenso wie für eine komplikationslose Schwangerschaft – keine Garantie gibt, so hat die Frau doch viele Möglichkeiten, die Rahmenbedingungen zu gestalten und so unmittelbar auf den Geburtsverlauf Einfluss zu nehmen.

Wichtig ist in diesem Zusammenhang, dass die schwangere Frau sich bewusst mit der bevorstehenden Geburt auseinandersetzt und viele Informationen einholt. Wenn die Schwangere gut informiert ist, d.h. wenn sie auch gefühlsmäßig hinter den Ansichten stehen kann, wird sie auch kompetente Entscheidungen für sich und das Kind treffen.

Fragen wie:

- *Was wünsche ich mir für die Geburt?*
- *Was ist mir diesbezüglich wichtig?*
- *Mit wem möchte ich dieses Ereignis erleben?*
- *Wer kann mich bestmöglich unterstützen?*

sollten von der werdenden Mutter durchdacht und beantwortet werden. Nur wenn ich weiß, was ich tatsächlich will, kann ich bereits in der Schwangerschaft erste Schritte setzten, um meine Wunschgeburt zu verwirklichen.

Wo soll das Kind geboren werden?

Der Geburtsort ist oft ausschlaggebend für den Geburtsverlauf. Die meisten Menschen machen sich aber nicht besonders viele Gedanken über diesen Umstand. Zur Geburt geht man ins Krankenhaus, das machen schließlich alle so! Zumindest fast alle.

Einige Kinder werden auch zuhause oder in einem Geburtshaus geboren. Nicht in jeder Stadt gibt es ein Geburtshaus. Je nachdem, wo eine Familie wohnt, gibt es unterschiedliche Möglichkeiten, das Kind zur Welt zu bringen, und meist stehen auch mehrere Krankenhäuser zur Auswahl.

Bevor sich eine Frau aber ganz konkret mit den unterschiedlichen Örtlichkeiten auseinandersetzt, sollte sie sich ganz einfache Fragen stellen:

- *Wo fühle ich mich wohl?*
- *Wo kann ich mich am besten entspannen, mich öffnen und loslassen?*

Dies sind nämlich mitunter die ausschlaggebenden Faktoren für eine harmonische Geburt. Das Entspannen, sich Öffnen und Loslassen können sind wesentlich für die Geburt des Kindes.

Die wenigsten Frauen würden diese Frage wohl so beantworten:

„Also zum Entspannen gehe ich immer ins Krankenhaus. Dort fühle ich mich so richtig wohl!"

Trotzdem entscheidet sich die überwiegende Mehrheit der schwangeren Frauen für genau diesen Ort, das „Haus der Kranken" für die Geburt ihres Kindes.

Neben der Tatsache, dass es einfach üblich ist, zum Gebären ins Krankenhaus zu gehen, und die Sinnhaftigkeit dieser Gepflogenheit nur wenig hinterfragt wird, sind es wahrscheinlich vor allem Sicherheitsaspekte, die gebärende Frauen ins Krankenhaus treiben. Schließlich wurde im Verlauf der Schwangerschaft schon mehr als deutlich das Gefühl vermittelt, dass Schwangerschaft und Geburt unbedingt der ärztlichen Überwachung bedürfen.

Vielleicht sollte man die Frage nach der Wahl des Geburtsortes daher anders stellen:

- *Wenn ich von vornherein wüsste, dass alles gut geht – wo würde ich dann am liebsten mein Kind bekommen? Wahrscheinlich wäre mir dann der Umzug ins Krankenhaus unter Wehen und die Rückfahrt mit dem Kind eher zu umständlich.*

Wir sehen also: Die Unsicherheit über den Ausgang ändert alles. In diesem Zusammenhang wird jedoch vergessen, dass das Krankenhaus die Geburt nicht sicherer macht, und die Geburt zwar ein körperlicher Vorgang, aber nicht grundsätzlich ein medizinisches Problem ist.

Geburt ist ein natürlicher Prozess. Unsere Frauenkörper sind dafür geschaffen, zu gebären, und das können sie am besten, wenn möglichst wenig in diesen Vorgang eingegriffen wird. Lässt man der Natur ihren Lauf, greift man möglichst nicht in diesen sensiblen Prozess ein, und stimmen auch die Rahmenbedingungen, das heißt, fühlt die Frau sich wohl und unbeobachtet, dann sind Komplikationen, die medizinischer Hilfe bedürfen, selten.

In solchen Gefahrensituationen ist es ein Segen, wenn es Ärzte und Krankenhäuser gibt, die Mutter und Kind mit ihrem medizinischen Wissen, ihren Fähigkeiten und medizintechnischen Errungenschaften im Prozess der Geburt unterstützen. In der Mehrzahl der Fälle treten Komplikationen allerdings mit entsprechender „Vorwarnung“ auf. Erfahrene Hebammen, aber auch achtsame Schwangere werden schon frühzeitig problematische Entwicklungen wahrnehmen und darauf reagieren.

Es ist wie beim Autofahren. Jeder Mensch weiß, dass bei einer Autofahrt im Grunde genommen jederzeit etwas passieren kann. Es besteht die Möglichkeit, dass ein unvorhergesehener Unfall geschieht. Manchmal werden die beteiligten Personen dabei sogar verletzt und benötigen medizinische Hilfe. Trotzdem würde niemand auf Idee kommen, bereits beim Einsteigen ins Auto die Rettung zu rufen oder aus Prinzip nur im Rettungswagen unterwegs zu sein. Die medizinische Überwachung und „Steuerung“ der Geburt hat inzwischen leider ähnlich unverhältnismäßige Ausmaße angenommen.

Verläuft die Schwangerschaft ohne größere Komplikationen und existieren auch keine Vorerkrankungen der Mutter, die medizinische Behandlungen erforderlich machen, ist eine Geburt außerhalb des Krankenhauses für Mutter und Kind ebenso erfolgversprechend wie eine medizinisch überwachte Spitalsgeburt.

Hinzu kommt: Viele Geburtskomplikationen werden erst durch das Umfeld des Krankenhauses und das Vertrauen in prinzipiell unsteuerbare Maßnahmen verursacht. Wir sollten uns alle von dem hübschen Gedanken verabschieden, dass im Krankenhaus alles Menschenmögliche getan wird, um uns und unseren Kindern ein möglichst gutes Geburtserlebnis zu bescheren.

Im Krankenhaus geht es vielmehr in erster Linie um die Einhaltung sämtlicher Vorgaben und Leitlinien, die zumeist nicht dem Schutz und der körperlichen wie seelischen Unversehrtheit von Mutter und Kind dienen, sondern dazu da sind, um die routinemäßigen Abläufe zeitlich und damit ökonomisch bestmöglich zu organisieren. Gleichzeitig sollen die vorgegebenen Routinen die Ärzte und letztendlich die Krankenanstalt – im Fall der Fälle – vor möglichen juristischen Konsequenzen bewahren.

Viele Frauen übersehen bei der Wahl des Geburtsortes außerdem, dass Geburt ähnlich wie Sexualität etwas sehr Intimes ist. Oft wird den Frauen geraten, sich vorzustellen, wo sie am liebsten mit ihrem Partner intim sind. Das ist dann wohl auch der geeignete Ort für die Geburt.

Die wenigsten Menschen würden sich bei dem Gedanken wohlfühlen, während des Sexualaktes von Ärzten beobachtet zu werden, die dann auch noch konkrete Anweisungen geben, wie der Orgasmus wohl am schnellsten zu erreichen sei. Ganz ehrlich: Wer hätte da noch Lust auf ein inniges Beisammensein?

Bei der Geburt ist es ähnlich. Geburt ist ein sehr sensibler Vorgang, der durch die Krankenhausroutine, durch fremde und zu viele Personen sehr leicht aus dem Gleichgewicht gebracht werden kann. Medizinische Interventionen sind dann häufig die Folge, und diese führen letztendlich leider viel zu oft zu unnötigen Kaiserschnitten. Etwa 94–96% aller Krankenhausgeburten verlaufen nicht interventionsfrei! Das sollte jeder werdenden Mutter zu denken geben.

Wie viel angenehmer wäre es da, zuhause in den eigenen vier Wänden zu gebären, dort wo ich mich wohlfühle, dort, wo ich die Kontrolle darüber habe, wer meinen Raum betreten darf?

Sollte das aus irgendeinem Grund, beispielsweise weil es die Familiensituation nicht erlaubt, nicht möglich sein, gibt es in vielen Städten die Möglichkeit, zur Geburt in ein Geburtshaus zu gehen. Geburtshäuser sind hebammengeleitete Örtlichkeiten, in denen Frauen unter bestimmten Voraussetzungen ihre Kinder gebären können.

In jedem Fall ist es wichtig, die für die Geburt in Frage kommenden Orte persönlich aufzusuchen, sich alles ganz genau anzusehen, Fragen zu stellen und Informationen einzuholen – und letztendlich auch das berühmte Bauchgefühl mitentscheiden zu lassen.

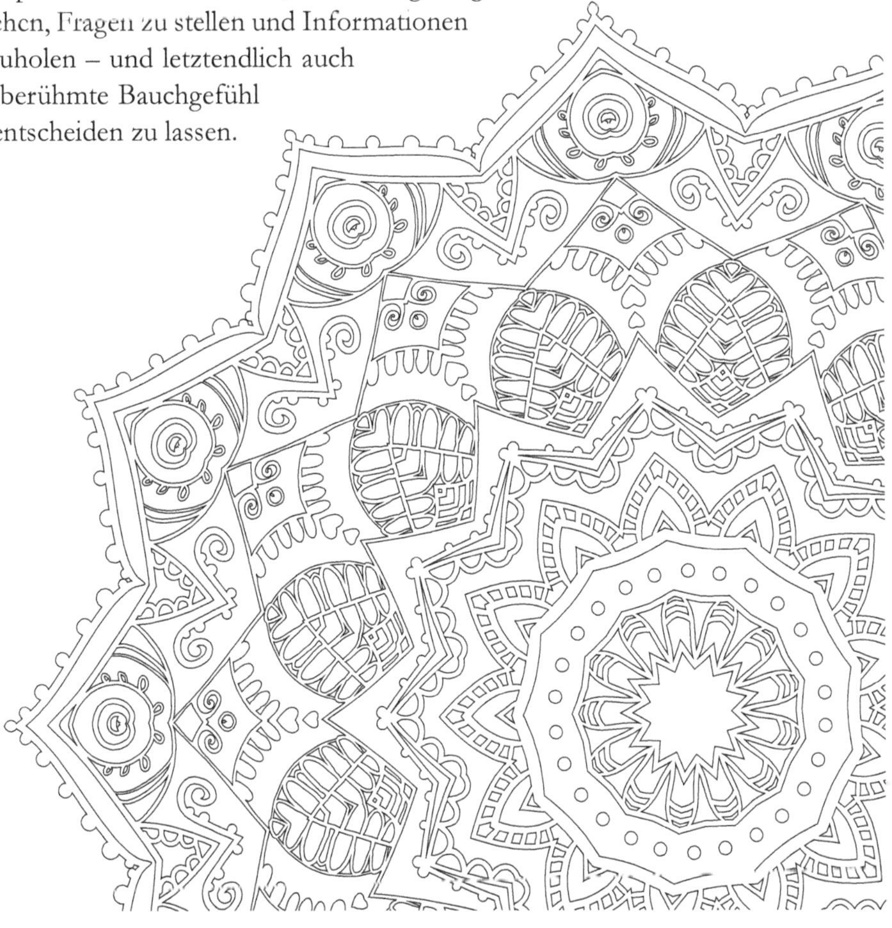

An welchen Orten kann ich mein Kind gebären?

O Daheim O Geburtshaus O Krankenhaus

Was spricht für eine Hausgeburt?

Was spricht für eine Geburt im Geburtshaus?

Was spricht für das Krankenhaus als Ort für die Geburt?

Wo fühle ich mich besonders wohl?

Was brauche ich, um mich entspannen und öffnen zu können?

Wo werden meine Bedürfnisse und Wünsche am ehesten wahrgenommen und respektiert?

Meine Traumgeburt findet an diesem Ort statt:

Was brauche ich, um diesen Wunsch zu verwirklichen?

Wie soll mein Kind das Licht der Welt erblicken?

Welche Vorstellungen habe ich über den Geburtsvorgang? Habe ich vielleicht schon einmal geboren und Erfahrungen gemacht, die ich lieber nicht wiederholen möchte? Vielleicht träume ich davon, dass das Kind im Wasser geboren wird, oder ich weiß, dass ich auf keinen Fall eine PDA möchte. Musik entspannt mich immer so schön und ich kann mir gut vorstellen, dass das auch unter der Geburt gut funktioniert. Ich möchte einen Dammschnitt in jedem Fall vermeiden. Ich sehe mich unter der Geburt stark und fokussiert und möchte unbedingt eine natürliche Geburt.

Es ist durchaus sinnvoll, sich ein möglichst genaues Bild von dem zu machen, was ich mir für die Geburt meines Kindes wünsche. Auch wenn vielleicht nicht alle Aspekte, die mir wichtig erscheinen, letztendlich bei der Geburt auch so ablaufen werden, wie ich mir das ausgemalt habe, und vielleicht sogar alles ganz anders kommt, kann ein Geburtsplan eine gute Idee sein.

Der Geburtsplan dient in schriftlicher Form auch der Kommunikation mit der Hebamme und gegebenenfalls mit dem Klinikpersonal. In erster Linie ist die Arbeit, einen Geburtsplan zu erstellen, aber für die werdende Mutter eine Möglichkeit, sich bewusst und aktiv mit der bevorstehenden Geburt zu befassen und sich selbst über die eigenen Bedürfnisse und Wünsche bewusst zu werden.

Der Geburtsplan kann unter anderem folgende Themenbereiche umfassen:

- *Welche Positionen stelle ich mir während der Wehenarbeit angenehm vor?*
- *Was kommt für mich gar nicht in Frage?*
- *Möchte ich gerne so lange wie möglich in Bewegung bleiben?*
- *Habe ich körperliche Besonderheiten (z.B. Rückenschmerzen), die es zu beachten gilt?*
- *Geburtspool, Badewanne oder Gebärhocker? Was kommt für mich in Frage?*

- *Welche Geburtsposition stelle ich mir angenehm vor?*
- *Was geht für mich gar nicht?*
- *Welche Art der Schmerzbehandlung kommt für mich in Frage?*
- *Was möchte ich auf keinen Fall?*
- *Was soll mit der Nachgeburt passieren?*
- *Möchte ich die Plazenta aufbewahren oder verarbeiten?*
- *Wie soll mit unerwarteten Situationen umgegangen werden?*
- *Was wünsche ich mir, falls doch die Verlegung in ein Krankenhaus oder ein Kaiserschnitt notwendig werden sollten?*
- *Wer soll mich begleiten?*
- *Was möchte ich für mein Baby, falls wir getrennt werden?*
- *Habe ich individuelle Bedürfnisse, wie beispielsweise eine besondere Form der Ernährung?*
- *Gibt es religiöse oder spirituelle Praktiken, die in Zusammenhang mit der Geburt für mich von Bedeutung sind?*

Der Geburtsplan ist etwas sehr Individuelles, etwas Einmaliges. So wie jede Frau einmalig ist, ist sie es auch in ihren Wünschen, Hoffnungen, Träumen und Vorstellungen.

Bei der Geburt geht es um nichts weniger als um den Körper der Frau, um ihr Leben und ihr Kind! Der Geburtsplan muss also nicht den Vorstellungen der Hebamme oder eines Arztes entsprechen, sondern beinhaltet ganz einfach die Wünsche der schwangeren Frau. Nicht mehr und nicht weniger.

Der Geburtsplan muss auch nicht von anderen verstanden oder als gut befunden werden. Und was besonders wichtig ist: Er darf jederzeit geändert werden. Haben sich die Vorstellungen oder die Gegebenheiten im Laufe der Schwangerschaft verändert, dann kann auch der Plan für die Geburt sich ändern.

Sind alle in die Geburt involvierten Personen in den Plan eingeweiht, dann werden sie hoffentlich auch alles dafür tun, um die Wünsche und Bedürfnisse der Gebärenden zu respektieren und ihr bei der Erfüllung ihrer Vorstellungen bestmöglich zur Seite zu stehen.

Um bei der Wahrheit zu bleiben: Der Plan muss nicht aufgehen. Aus der romantisch ausgemalten Hausgeburt bei Kerzenschein kann auch einmal ein Kaiserschnitt im grellen Licht des Operationssaales werden.

Tritt der Fall ein, dass etwas Unvorhersehbares passiert, etwas, das so nicht im Geburtsplan Platz gefunden hat, und nimmt die Geburt einen unerwarteten Verlauf, dann ist für die Mutter zumindest klar, dass diese Dinge passiert sind, weil sich die Situation einfach so entwickelt hat. Sie hat aber dennoch ihr Bestmögliches getan, um ihre Wunschgeburt zu verwirklichen. Sie hat sich nicht uninformiert und ahnungslos in eine Situation begeben, in der andere Personen Entscheidungen nach ihrem eigenen Ermessen getroffen haben, sondern sie hat hart für die Realisierung ihrer Träume gearbeitet.

Seltsamerweise passiert es relativ häufig, dass Frauen ausgerechnet bei der Geburt und ihrer wichtigen Vorbereitung die Verantwortung abgeben und sich darauf verlassen, dass sogenannte Experten die Dinge für sie regeln und geburtsrelevante Entscheidungen treffen.

Warum ist das so?

Niemand würde wohl auf die Idee kommen, in ein Reisebüro zu gehen und zu sagen:

„Ich würde gerne verreisen. Bitte buchen Sie für mich irgendetwas!"

Wohin? Mit wem? Wie lange? Egal! Die Dame im Reisebüro ist vermutlich die Expertin, was das Reisen betrifft, also soll sie für mich entscheiden. Sie wird schon wissen, was gut für mich ist.

Wenn es um die Urlaubsplanung geht, würde sich wohl nur selten jemand auf solch ein Vorgehen einlassen. Wir haben Vorstellungen vom Reiseziel, wissen zumindest ungefähr, ob wir in den sonnigen Süden wollen oder doch lieber in den hohen Norden. Wir werden uns vorab Gedanken darüber machen, ob wir eine Kreuzfahrt bevorzugen oder lieber mit dem Flugzeug reisen, ob wir einen Abenteuerurlaub im Dschungel verbringen oder doch lieber Wellnessurlaub in einer Therme machen wollen. Und wir haben uns bestimmt auch überlegt, ob es ein Familienurlaub werden soll, ob man gerne mal ganz alleine verreisen möchte, oder ob die beste Freundin mit dabei sein soll. Gruppenreise mit einem Bus voller Senioren? Wird nicht für jede das Passende sein.

Tatsache ist, dass wir gewisse Vorstellungen haben, die wir uns gerne erfüllen möchten, sei es jetzt die Urlaubsreise oder der Kauf eines neuen Wagens. Wir müssen diese Vorstellungen und Wünsche formulieren und kundtun, sonst werden unsere Bedürfnisse mit großer Wahrscheinlichkeit nicht erfüllt.

Und so ist es auch mit der Geburt. Wir sollten uns über unsere diesbezüglichen Vorstellungen und Hoffnungen im Klaren sein und uns auch nicht scheuen, diese auszusprechen.

Wer seine Wünsche selbst nicht kennt und sie auch nicht äußert, der kann nicht darauf hoffen, dass sich diese Wünsche erfüllen. Zu hoffen, dass schon alles gutgehen wird, dass schon alles irgendwie passen wird, ist leider zu wenig.

Stimmt schon, „irgendwie" wird es immer gehen, aber die Frage ist: Wie? Es geht um die Geburt deines Kindes, um einen lebenseinschneidenden Moment für dich als werdende Mutter. Und es ist nicht egal, wie wir geboren werden. Es ist nicht egal, wie wir gebären.

Wir haben diesbezüglich viele Entscheidungsmöglichkeiten und sollten sie auch nützen!

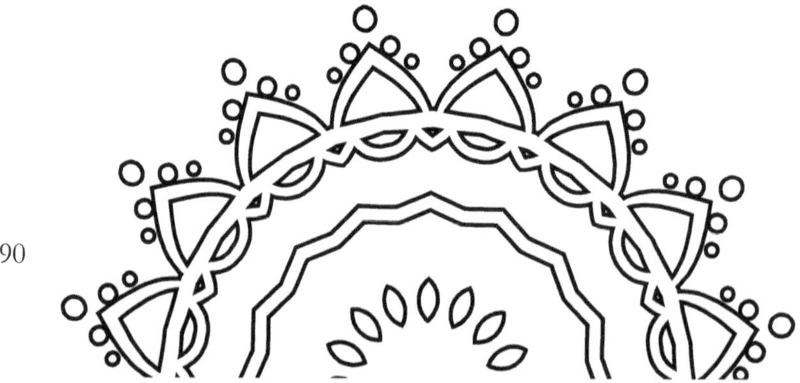

Mein Geburtsplan

Geburtsort:

Körperliche Besonderheiten:

Geburtsbegleitung:

Schmerzbehandlung:

Medizinische Interventionen:

Gebärposition:

Wanne, Hocker, Pool, Bett, Sonstiges:

Umgang mit unerwarteten Situationen:

Operative Interventionen (Kaiserschnitt, Vakuum, Zange):

Umgang mit der Nachgeburt:

Individuelle Bedürfnisse (Ernährung, religiöse/spirituelle Praktiken):

Postpartum

Ernährung des Kindes (Stillen, industrielle Säuglingsernährung):

Besuch:

Nachsorge:

Säuglingspflege:

Wer soll mich bei der Geburt unterstützen?

Die Frage, wie das Kind geboren werden soll, haben wir im Geburtsplan bereits beantwortet und uns hoffentlich sehr genau überlegt. Ein Aspekt, der die Geburt betrifft und übrigens auch im Geburtsplan Platz finden kann, ist die Frage nach der richtigen Begleitung für die Geburt.

Bereits während der Schwangerschaft sollte sich die werdende Mutter mit der Frage beschäftigen, wen sie gerne bei der Geburt an ihrer Seite hätte. Meist fällt uns da der werdende Vater ein, der hoffentlich in den Stunden der Geburt eine hilfreiche Stütze ist. Doch Väter sind häufig – vor allem, wenn es sich um das erste Kind handelt – von den Geschehnissen überfordert. Oftmals stehen sie der wehenden Frau hilflos gegenüber.

Manche Männer stellen diesbezüglich sicherlich eine Ausnahme dar, aber grundsätzlich – und das zeigt uns auch die Geschichte – wurden Frauen während der Geburt vor allem von anderen Frauen begleitet und unterstützt. Auch ein Blick in andere Kulturen bestätigt diese Vorgehensweise. Fast überall sind es weibliche Verwandte oder andere geburtserfahrene Frauen, die zusätzlich zur Hebamme für die Gebärende da sind.

Die Frage nach dem „wer“ ist eng verknüpft mit der Frage nach dem „wo“. Habe ich mich für die Geburt in einem Krankenhaus entschieden, lerne ich die Hebamme womöglich erst kennen, wenn ich zur Geburt in den Kreißsaal komme. Stimmt die Chemie dann nicht, habe ich eventuell ein Problem.

In einigen Krankenhäusern gibt es die Möglichkeit, eine Beleghebamme (Deutschland) bzw. Wahlhebamme (Österreich) zu engagieren. Diese kostet zwar extra, ist dafür aber nur für mich da.

Auch mit den Begleitpersonen wird es im Krankenhaus unter Umständen schwierig werden. In den meisten Kreißsälen ist nicht mehr als eine Begleitperson erlaubt. Da muss vorher gut überlegt werden, wer diese wichtige Aufgabe übernehmen soll.

Für die Anzahl unter der Geburt anwesender Ärzte und Krankenschwestern scheint es hingegen keine Beschränkung zu geben. Ich muss bei einer Krankenhausgeburt also damit leben können, dass fremde Personen im Kreißsaal ein- und ausgehen und womöglich auch der Geburt meines Kindes beiwohnen.

Im Geburtshaus kann ich eventuell in Absprache mit den zuständigen Hebammen mehrere Begleitpersonen, vielleicht sogar ältere Geschwisterkinder, mitnehmen.

Plane ich eine Hausgeburt, dann bin ich Königin. Es obliegt allein meiner Entscheidung, ob und wie viele Personen ich zur Geburt einladen möchte. Ich entscheide, ob und wann die Hebamme gerufen wird.

Apropos Hebamme: Sollte ich mich für eine Geburtsbegleitung durch eine Hebamme entscheiden, dann kann es sinnvoll sein, bereits früh in der Schwangerschaft Kontakt mit dieser aufzunehmen. Viele Hebammen sind relativ schnell ausgebucht. Ich sollte mich auch nicht davor scheuen, mehrere Hebammen zu einem unverbindlichen Gespräch einzuladen.

Nur im persönlichen Kontakt kann sich herausstellen, ob Hebamme und werdende Mutter harmonieren und ob die Vorstellungen der Mutter sich mit den Möglichkeiten der Hebamme decken.

Den Privatarzt zur Geburt einzuladen, ist meist keine so gute Idee. Leider entscheiden sich viele Frauen speziell in Österreich dafür, eher den aus der Schwangerenvorsorge vertrauten Arzt zur Geburt mitzunehmen, als eine Hebamme zu engagieren. Sie sind der Ansicht, bestmöglich versorgt zu sein, wenn sie in jenes Krankenhaus gehen, in dem „ihr“ Frauenarzt tätig ist.

Ärzte sind aber, selbst wenn sie gute Schwangerenvorsorge leisten, in den wenigsten Fällen geeignete Geburtsbegleiter, da sie von Berufs wegen nur wenig mit natürlichen Geburten vertraut sind. Ärzte haben meist das Pathologische im Blick und konzentrieren sich auf Abnormes und Krankhaftes. Die Geburt wird dann vermutlich – es muss nicht so sein, aber die Wahrscheinlichkeit ist sehr groß – interventionsreich verlaufen.

Unsere Vorfahrinnen haben im Kreis anderer geburtserfahrener Frauen, weiblicher Verwandten und/oder Freundinnen ihre Kinder geboren. Heute ist das nur noch sehr selten der Fall. Die wenigsten von uns leben in großfamiliären Verbänden, meist wohnen wir sehr isoliert. Weibliche Vorbilder fehlen und das Gebären und der Umgang mit Babys und Kleinkindern ist für die Frauen meist ein völlig unbekanntes Feld.

Wer hat schon einmal einer Geburt beigewohnt? Die eigene Geburtserfahrung ist meist die einzige und das eigene Baby vielleicht sogar das erste, das eine Frau länger als einige Minuten im Arm hält.

Möchte die Frau dennoch auf weiblichen Beistand unter der Geburt nicht verzichten, dann könnte sie sich dafür entscheiden, eine Doula zu engagieren.

Eine Doula ist eine Frau, die in der Regel bereits eigene Kinder geboren hat und aufgrund dieser Erfahrung anderen Frauen – von Mutter zu Mutter – während der Zeit der Schwangerschaft, bei der Geburt und im Wochenbett zur Seite stehen kann. Bei der Geburt ist die Doula als vertraute Person vor Ort und bietet der Gebärenden physische und emotionale Unterstützung.

Die Erfahrung hat gezeigt, dass gerade auch Frauen, die aktuell keinen Partner haben oder diesen nicht zur Geburt mitnehmen wollen, von einer Doula als Geburtsbegleitung profitieren.

Die Entscheidung, wer sie zur Geburt begleiten wird, sollte die werdende Mutter nach reiflicher Überlegung selbst treffen. Vielleicht entscheidet sie sich für eine unkonventionelle Lösung. Egal was und wie, alle Beteiligten sollten die Entscheidungen der Gebärenden respektieren. Sie ist es, die das Kind gebären wird, und sie wird sich im Vorfeld hoffentlich gut überlegt haben, wer für sie die richtigen Begleiter für dieses Ereignis sind.

Die Schwangere sollte sich auch die Frage stellen: Was erwarte ich mir von meiner Geburtsbegleitung und kann die ausgewählte Person (oder können die ausgewählten Personen) diese Erwartungen erfüllen?

Ein offenes und ehrliches Gespräch im Vorfeld der Geburt mit der künftigen Geburtsbegleitung ist sicherlich sinnvoll.

Vielleicht möchte der Partner, die Freundin oder eigene Mutter, die die Schwangere gerne bei der Geburt dabei hätte, diese Aufgabe gar nicht erfüllen. Vielleicht haben sie andere Vorstellungen und Überzeugungen als die werdende Mutter und wären womöglich unter der Geburt keine gute Unterstützung.

Daneben ist es auch eine Überlegung wert, darüber nachzudenken, wer bei der Geburt letztendlich dann nicht als Störfaktor empfunden wird. Es ist wichtig, dass die Gebärende von Menschen umgeben ist, denen sie vertraut und vor denen sie keine Hemmungen hat. Die Geburt ist ein starker körperlicher Prozess, der ein völliges Loslassen und Öffnen von Seiten der Frau erfordert. Dieser Vorgang kann leicht behindert werden, wenn die Gebärende von Menschen umgeben ist, die ihr ein unangenehmes Gefühl bereiten, vor denen sie sich in diesem entscheidenden Moment vielleicht in ihrer Nacktheit und Offenheit schämt.

Wichtig ist es außerdem, ganz konkret anzusprechen, welche Aufgaben die begleitenden Personen wahrnehmen sollen.

Möchte ich einfach nicht allein sein oder habe ich konkrete Wünsche? Soll die Geburtsbegleitung vielleicht im passenden Moment Fotos vom Ereignis machen oder soll sie sich ausschließlich um die Gebärende kümmern? Gibt es vielleicht mehrere Personen, die dann im entscheidenden Moment unterschiedliche Aufgaben übernehmen könnten? Wer kümmert sich um ältere Geschwisterkinder? Wer ist im Geburtszeitraum überhaupt verfügbar?

Es kann sehr hilfreich sein, vorab all diese Dinge zu besprechen und zu organisieren, damit die Frau sich dann im entscheidenden Moment ihrer eigentlichen Aufgabe, nämlich dem Gebären des Kindes, widmen kann. Sie weiß dann, dass rund um sie herum alles gut organisiert ist und sie von Menschen umgeben ist, denen sie vertrauen kann, die sie bestmöglich unterstützen und stärken und die sie emotional durch die Stunden der Geburt tragen.

Wer möchte gerne bei der Geburt dabei sein?

Wer wird voraussichtlich zusätzlich noch bei der Geburt dabei sein (Hebamme, Arzt usw.)?

Wen möchte ich gerne bei der Geburt dabei haben?

Was erwarte ich mir von meiner Geburtsbegleitung?

Entschieden habe ich mich letztendlich für:

Was mir sonst noch wichtig ist:

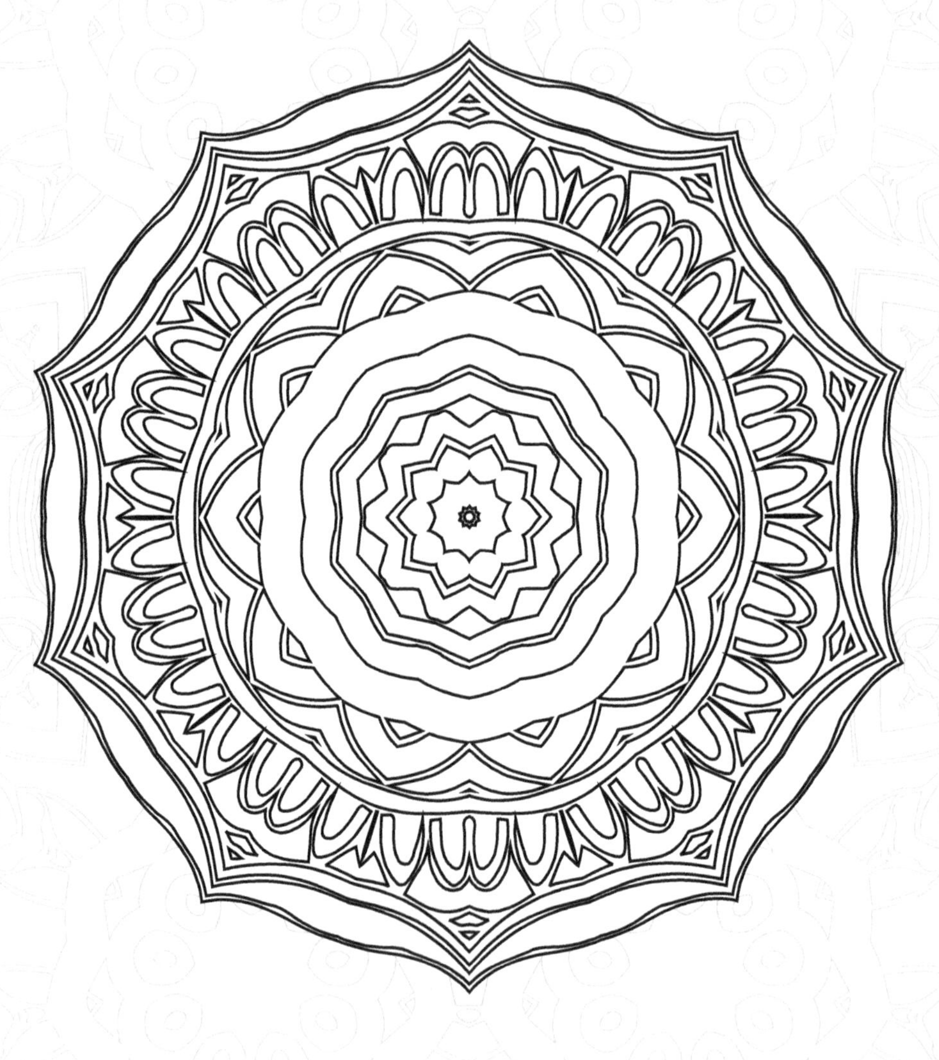

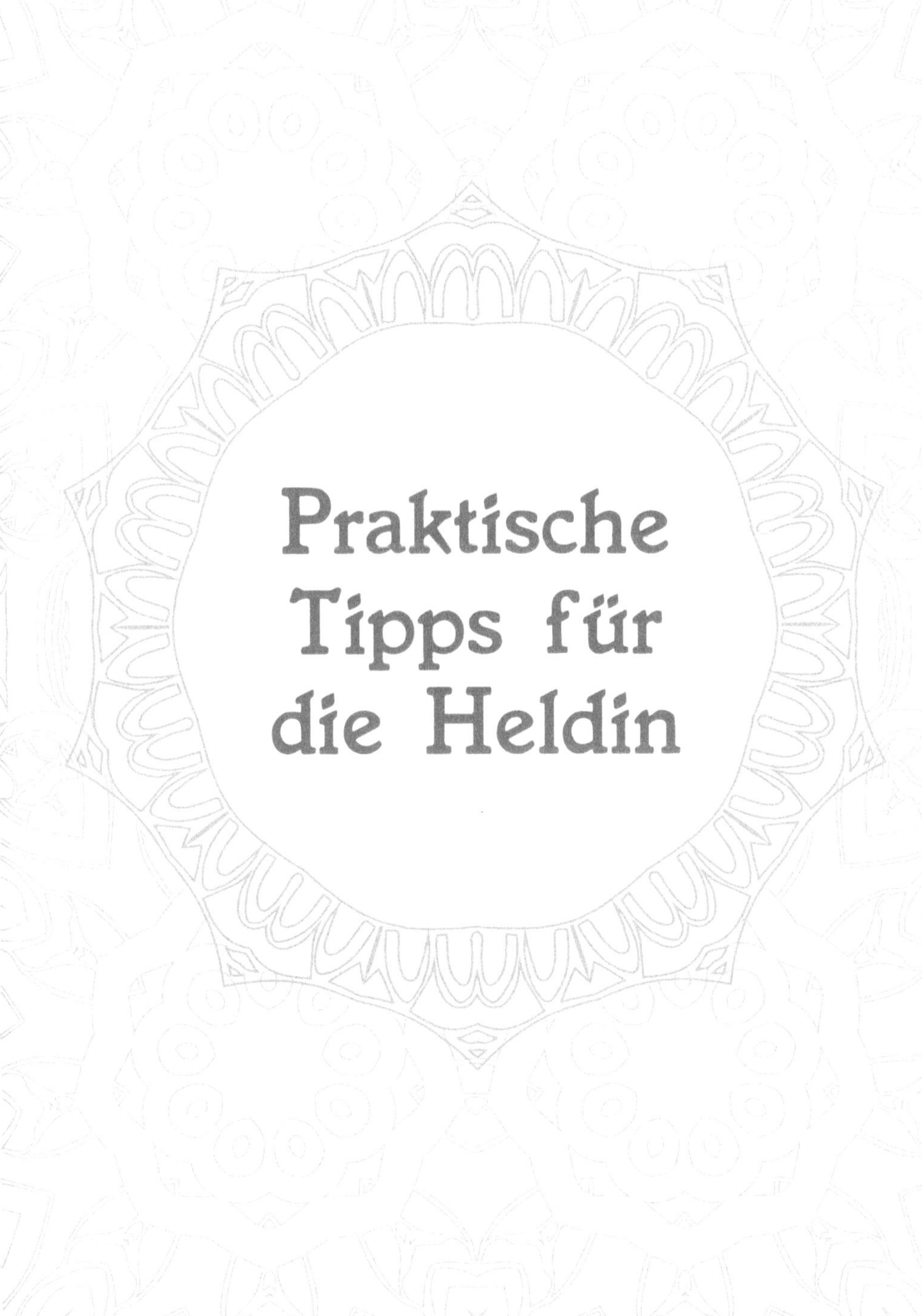

Praktische Tipps für die Heldin

Leiste dir deine eigene Hebamme!

Die Schwangerschaft schreitet voran, und vermutlich wurde bereits der eine oder andere Termin beim Frauenarzt absolviert. Meist ist die Terminvereinbarung bei einem Gynäkologen sogar das Erste, was eine Frau macht, wenn sie vermutet oder mittels Schwangerschaftstest festgestellt hat, schwanger zu sein.

Eine Hebamme kontaktieren? Die wenigsten Frauen kommen auf diese Idee. In Österreich ist der Gang zum Frauenarzt sogar obligatorisch. An die Hebamme denken Frauen – wenn überhaupt – meist erst, wenn es um die Geburt geht.

Dass eine Hebamme bei der Geburt anwesend sein wird, hat wohl jede Frau irgendwie abgespeichert. Schließlich existiert – zumindest in Österreich – auch die gesetzliche Beiziehungspflicht einer Hebamme zur Geburt. Aber sich selbst aktiv um die Begleitung durch eine Hebamme kümmern? Und das schon während der Schwangerschaft? Fehlanzeige!

Dabei wird zumindest in Deutschland die Hebammenbetreuung in der Schwangerschaft von der Krankenkasse bezahlt. In Österreich ist das nicht der Fall, und auch die einmalige kostenlose Hebammenberatung im Rahmen des staatlichen Vorsorgeprogrammes gibt es dort noch nicht sehr lange.

Eine Hebamme bereits frühzeitig in der Schwangerschaft zu kontaktieren und wenn, wie in Österreich nötig, das zusätzliche Geld für die hebammenbegleitete Schwangerenbetreuung in die Hand zu nehmen, ist eine gute Investition in die Gesundheit und das Wohlergehen von Mutter und Kind.

Viele Untersuchungen, die der Arzt im Rahmen der Mutter-(Kind-)Pass-Untersuchungen durchführt, kann auch eine Hebamme machen. Sie begleitet die Schwangerschaft im Gegensatz zu den meisten Gynäkologen zusätzlich aber auf einer ganz anderen Ebene.

In der Betreuung durch eine Hebamme liegt der Schwerpunkt im Stärken des Potenzials der werdenden Mutter. In der Kommunikation von Frau zu Frau können viele Themen Platz finden, die über die medizinischen Belange hinausgehen, aber ebenso Einfluss auf die Schwangerschaft haben.

Die familiäre Situation, partnerschaftliche Herausforderungen, persönliche Ängste und Fragen zu sämtlichen Lebensbereichen – deine Hebamme wird ein offenes Ohr dafür haben, weil sie im Gegensatz zur rein medizinischen Schwangerenvorsorge ihren Fokus nicht auf pathologische Zustände und Auffälligkeiten legt, sondern die Schwangerschaft als etwas Natürliches wahrnimmt und sich daher für den Lebensalltag der Frau interessiert.

Deine Hebamme kann während der Schwangerschaft auftretende Fragen beantworten und mögliche Unsicherheiten ausgleichen. Es tut einfach gut zu wissen, dass eine geburtserfahrene Frau mit Rat und Tat zur Seite steht, wann immer es notwendig ist.

Eine Hebamme wird die schwangere Frau auch ganz anders an die bevorstehende Geburt heranführen, als dies ein Mediziner kann, schon allein deshalb, weil sie wahrscheinlich selbst eine ganz andere Sicht auf den Geburtsprozess hat.

Hinsichtlich des Geburtsprozesses ist es ein großer Segen, wenn die Gebärende nicht erst im Kreißsaal auf eine Hebamme trifft, sondern bereits während der Schwangerschaft die Gelegenheit hatte, ihre Hebamme kennen zu lernen. Die beiden Frauen konnten sich so über einen längeren Zeitraum immer wieder treffen und austauschen.

Im Idealfall ist ein gegenseitiges Vertrauensverhältnis entstanden, das für die gebärende Frau zum Zeitpunkt der Geburt von unschätzbarem Wert ist.

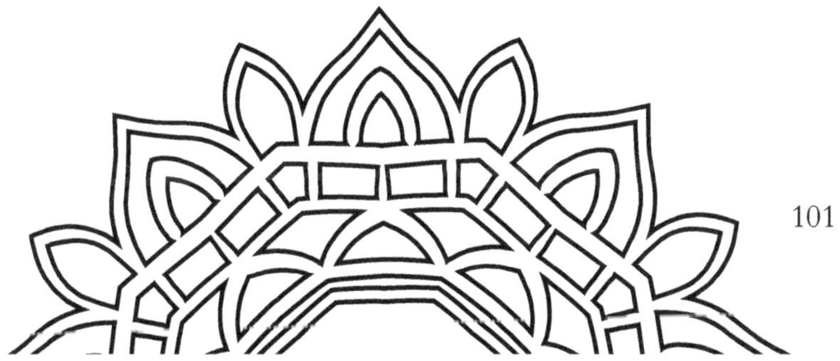

Lass dir keine Horrorgeschichten erzählen!

Du bist gerade frisch schwanger? Dann wirst du nicht lange warten müssen, bis du die erste dieser typischen Schwangerschafts- und Geburts-Horrorgeschichten zu hören bekommst.

Solche Geschichten verbreiten sich aus irgendeinem Grund rasend schnell, und jede Frau kann mindestens eine davon (weiter) erzählen. „Hast du schon gehört? Die Schwester der besten Freundin meiner Nachbarin hat bei der Geburt dieses und jenes erlebt. Das und das ist passiert. Ach, wie schrecklich!"

Ja, schreckliche Dinge passieren. Im Leben, und manchmal auch während einer Geburt. Aber diese Dinge passieren viel seltener, als die Verbreitung der dazugehörigen Horrorgeschichten uns glauben lässt. Und ganz ehrlich: Keine Schwangere will diese Geschichten hören!

Schwangere befinden sich in einem seltsamen Zwischenzustand. Das Baby ist in ihrem Bauch, noch ist es nicht da, aber jede Frau weiß, dass das Kind da drin irgendwann und irgendwie auch heraus muss. Eine unumgängliche Situation erwartet die werdende Mutter in nicht allzu ferner Zukunft, eine Situation, die unkontrollierbar ist und als großes Fragezeichen über der Schwangerschaft schwebt.

Wie wird die Geburt verlaufen? Was erwartet mich? Werde ich diese Herausforderung meistern können? Unausweichlich rückt der Tag X näher. Ein Vorgang erwartet die Schwangere, dem sie ausgeliefert ist, den sie nur wenig beeinflussen kann. Und was will eine Frau in dieser Situation hören? Horrorgeschichten? Wohl eher nicht.

Diese Erzählungen brennen sich in das Herz der Schwangeren, setzen sich in ihrem Gehirn fest und beeinflussen (auch unbewusst) ihre Gedanken und Vorstellungen. Diese Geschichten machen Angst, große Angst vor den unbekannten Umständen der bevorstehenden Geburt. Wird auch meine Geburt so verlaufen? Was kann ich tun, um zu verhindern, dass meinem Kind und mir das gleiche Schicksal bevorsteht wie der Schwester der besten Freundin der Nachbarin?

Wie ein giftiger Stachel sitzen diese Gedanken im Kopf der Schwangeren und lassen Zweifel und Ängste aufkommen. Das sind allerdings Gefühle, die schwangere Frauen eigentlich nicht brauchen. Jede Schwangere sollte sich auf die Geburt freuen und auf die damit verbundene unbekannte Herausforderung mit Zuversicht und Optimismus blicken können. Sitzt der giftige Stachel einmal fest, ist er nur mehr schwer wieder aus der Haut zu ziehen.

Daher sollten schwangere Frauen auch ganz bewusst den so gerne erzählten Horrorgeschichten ausweichen. Etwa mit dem Satz: „Nein, ich möchte das jetzt nicht hören!" Vielleicht erfordert es etwas Mut, aber klare Worte der Abgrenzung sind manchmal der beste Schutz vor ungewollt aufgedrängten Geburtsgeschichten, die eher an einen Gruselfilm erinnern.

Neben diesem ganz bewussten Weghören und Nein-Sagen kann frau sich auch ganz bewusst auf die Suche nach schönen und beglückenden Geburtsberichten machen. Etwa in der Form:

„Die Geburt meines Kindes war ein so einmaliges, kraftvolles und wunderschönes Erlebnis. Ich hatte eigentlich gar keine Schmerzen. Ich konnte ganz ungestört im warmen Wasser des Geburtspools das Kind gebären!"

Seltsamerweise verbreiten sich solche Erzählungen nicht wie ein Lauffeuer. Positive, schöne Geburtsgeschichten werden in der Regel nicht so häufig erzählt. Vielleicht liegt es daran, dass wir Menschen Schauermärchen grundsätzlich mehr Aufmerksamkeit schenken? „Bad news are good news" heißt es, schlechte Geschichten verkaufen sich gut, und schlechte Nachrichten sollen sogar die Auflagenzahl der Zeitungen steigern.

Mir scheint es aber fast so zu sein, als würden Frauen sich nicht recht trauen, ihre schönen Geburtsgeschichten zu erzählen. Scheuen sich viele Frauen über ihre tollen Geburtserlebnisse zu berichten, weil sie die Frauen, die diese positiven Erfahrungen nicht machen konnten, nicht vor den Kopf stoßen wollen? So nach dem Motto: „Schau, wie ‚gut' ich geboren habe! Warum hast du das nicht geschafft?"

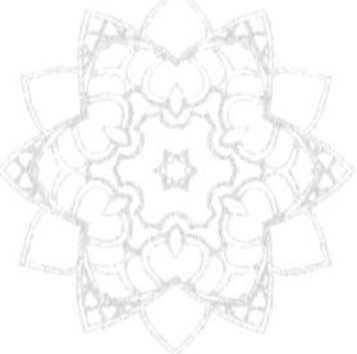

Liebe Frauen,

eure falsche Bescheidenheit ist hier fehl am Platz. Positive Geschichten wollen erzählt werden! Schöne, beglückende Geburtserlebnisse sind nicht nur eine Bereicherung für die Frau, die sie selbst erlebt hat, sondern diese Erzählungen können für Schwangere auch eine Quelle der Inspiration und der Freude sein. Wie viel besser kann ich mich mental auf die Geburt vorbereiten, wenn meine Vorstellungen von Geburt durchwegs positiv und kraftvoll sind. Nicht Angst bestimmt dann mein Denken, sondern die Vorfreude darauf, dieses einmalige Geschehen selbst erleben zu dürfen, wird mich positiv und optimistisch stimmen.

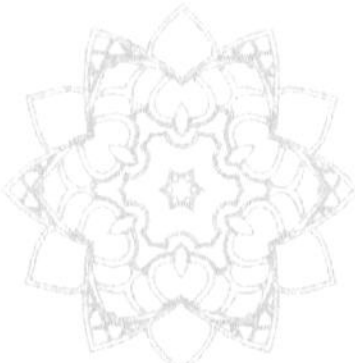

Das soll jetzt nicht heißen, dass die Geburt eine Frau nicht auch an ihre körperlichen und seelischen Grenzen bringen kann. Geburt ist eine Grenzerfahrung, wie es wahrscheinlich nicht viele andere im Leben gibt. Aber die Tatsache und das Wissen, dass Frauen diese Herausforderungen nicht nur bestehen, sondern kraftvoll und gestärkt daraus hervorgehen können, können ungemein bereichernd für eine werdende Mutter sein.

Um diese positiven und oftmals großartigen Geburtsberichte zu hören, reicht es vielleicht nicht, sich mit der Schwester der besten Freundin der Nachbarin im Stiegenhaus zu unterhalten. Aber als schwangere Frau kann ich mich ganz bewusst auf die Suche nach diesen schönen Geburtsgeschichten machen.

In achtsamen Frauengruppen wird bewusst darauf geachtet, dass werdende Mütter mit positiven Geburtsberichten gestärkt werden. Habe ich nicht den Zugang zu solchen Gruppen (z.B. in Rahmen von bestimmten Geburtsvorbereitungskursen), kann das Internet sehr hilfreich sein. In einschlägigen Blogbeiträgen und auf Homepages sind immer wieder bestärkende Geburtsberichte zu finden. Auch kurze Videoclips zeigen tolle Aufnahmen von friedlichen und selbstbestimmten Geburten.

Einfach die Augen offen halten und recherchieren. Positive Geschichten geben Kraft und machen Lust auf das Gebären!

Positive Affirmationen

Auch wenn du es schaffst, den Horrorgeschichten bewusst aus dem Weg zu gehen, wird es im Laufe der Schwangerschaft immer wieder dazu kommen, dass du dich mit Ängsten und Sorgen konfrontiert siehst.

Meist tragen wir alle Zweifel und Ängste auch in uns selbst, und von Zeit zu Zeit kommen diese Gefühle zum Vorschein und belasten uns.

Auch ich hatte während meiner Schwangerschaft Ängste und Sorgen. Vor allem über die bevorstehende Geburt habe ich mir immer wieder Sorgen gemacht. Mir hat es in diesen Situationen sehr geholfen, wenn ich den Ängsten direkt ins Gesicht geblickt habe. Wenn du dir genau anschaust, wovor du eigentlich Angst hast, was deine größten Sorgen sind, dann kannst du damit auch arbeiten.

Schaue dir die Angst an und formuliere für dich genau das Gegenteil davon.

Du hast beispielsweise Angst vor einer schmerzhaften Geburt? Dann formuliere für dich den Satz:

Ich freue mich auf eine schmerzfreie Geburt!

So kannst du mit jeder deiner Ängste fortfahren und bekommt mit der Zeit eine Art positive Affirmation, die du immer dann wie ein Mantra vor dir hersagen kannst, wenn du dich mit der einen oder anderen Angst konfrontiert siehst. Je öfter du dieses „Mantra" wiederholst, desto effektiver wird es erfahrungsgemäß.

Respekt vor der Geburt ist etwas Gesundes. Je intensiver du dir deine Ängste und Vorbehalte anschaust, desto weniger brauchen sie dich dann bei der Geburt selbst zu stören.

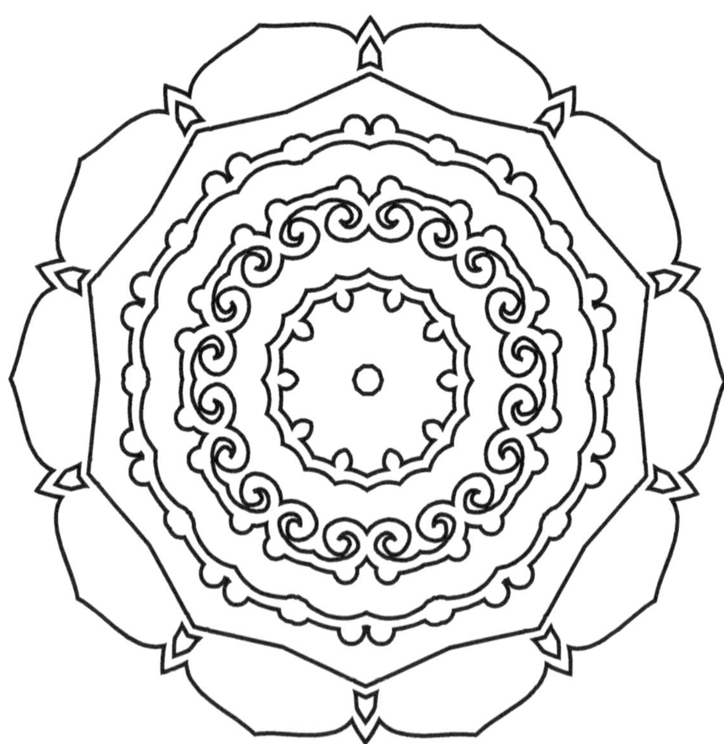

Organisiere dir Unterstützung im Wochenbett!

Die Zeit des Wartens ist vorbei, das Großereignis der Geburt überstanden und das neugeborene Kind kann endlich ausgiebig bestaunt, betastet und geknuddelt werden.

Wochenbettzeit werden die ersten sechs bis acht Wochen nach der Geburt genannt. Eine Zeitspanne, in der die Wöchnerin sich erholen darf, ihr Körper Zeit zur Rückbildung und Regeneration hat und Mutter und Kind sich aneinander gewöhnen können.

Heute hat diese Tradition allerdings an Bedeutung verloren. Kaum ist das Kind geboren, wird von der frischgebackenen Mutter erwartet, wieder einsatzfähig zu sein. Ältere Geschwisterkinder wollen versorgt werden, der Berg an Schmutzwäsche wird durch ein weiteres Familienmitglied auch nicht kleiner, Haustiere haben Hunger, die Verwandtschaft erwartet beim Babybesuch einen frischgebackenen Kuchen, und die Einkäufe laufen für gewöhnlich auch nicht alleine nach Hause.

Das Leben geht weiter und läuft beinahe schon davon. Der Alltag ist schnell wieder eingekehrt und die Hektik des alltäglichen Lebens überfordert viele Frauen in dieser sensiblen Zeit.

Nicht, weil sie den vielfältigen Herausforderungen nicht gewachsen wären, sondern weil sie vielleicht gerne noch ein Weilchen in dem magischen Zwischenzustand verweilen möchten, der die Geburtsreise von der Alltagsroutine trennt.

Noch einmal tief Luft holen, das Unausweichliche noch ein wenig hinauszögern. Denn nach den letzten neun ereignisreichen Monaten der Schwangerschaft und der Ankunft des neuen Lebens in dieser Welt beginnt das eigentliche Abenteuer erst: das Abenteuer Familie!

Die Wochenbettzeit ist daher traditionell eine Zeit, in der die junge Familie sich kennenlernt, das neue Familienmitglied in ihrer Mitte begrüßt und alle zusammenfinden (vgl. MOSER & STROHMAIER 2013).

Um das möglichst entspannt tun zu können, bietet es sich an, bereits vor der Geburt Vorkehrungen zu treffen, um dann in der Wochenbettzeit den Rücken frei zu haben. Viele Dinge lassen sich bereits im Vorfeld organisieren.

Auch wenn viele Frauen es nicht gerne hören und die Kontrolle nicht gerne abgeben, aber eine Haushaltshilfe für die Wochenbettzeit ist eine tolle Sache, damit die frischgebackene Mutter sich nicht um diese lästigen Pflichten kümmern muss, sondern sich voll und ganz auf das neue Kind konzentrieren kann.

Die körperlichen Ressourcen sind nach der Geburt begrenzt und sollten nicht mit unnötiger Hausarbeit vergeudet werden. Vielleicht gibt es Verwandte, Freundinnen oder Freunde, die in der Nähe wohnen und sich bereit erklären, der jungen Familie unter die Arme zu greifen. Auch ein Hundesitter, der das Gassigehen und den täglichen Spaziergang zuverlässig übernimmt, kann eine große Erleichterung sein. Statt dem zwanzigsten Strampelanzug für das neugeborene Baby kann man sich ein Zeitgeschenk wünschen. Große Geschwisterkinder freuen sich bestimmt über einen Ausflug in den Tiergarten mit den Großeltern.

Um Mutter und Kind die notwendige Ruhe zukommen zu lassen, kann es durchaus sinnvoll sein, gerade in den ersten Tagen und Wochen nach der Geburt den Besuch zu beschränken. Natürlich möchte jeder das Neugeborene bewundern, aber das Wohlbefinden der Familie sollte vor den neugierigen Bedürfnissen potenzieller Besucher stehen. Die Besuche, die mit Freude empfangen und auch nicht als Belastung empfunden werden, dürfen gerne den frischgebackenen Kuchen selbst mitbringen oder die junge Familie mit vorgekochtem Essen beglücken.

Neben Verwandten und Freundinnen, die als fleißige Helfer eingeteilt werden, bietet es sich an, sich auch professionelle Unterstützung zu organisieren. Hebammen kümmern sich gerne um sämtliche Angelegenheiten rund ums Wochenbett und kommen auch zur jungen Familie nach Hause. Sie unterstützen bei Stillschwierigkeiten, fördern durch Bauchmassagen die Rückbildung und haben auch bei Babyblues ein offenes Ohr für die Sorgen der Jungmutter.

Je nachdem, ob das Kind daheim oder im Krankenhaus geboren wurde und wie lang der Aufenthalt im Krankenhaus gedauert hat, hat die frischgebackene Mutter Anspruch auf längere oder kürzere Wochenhilfe durch eine Hebamme, die auch zum Teil von der Krankenkasse finanziert wird. Über die Bedingungen und den Umfang der angebotenen Leistung sollte man sich bereits im Vorfeld informieren.

Unter bestimmten Voraussetzungen kann auch eine Familienhelferin angefordert werden oder man gönnt sich eine Doula, die die junge Mutter nach der Geburt entlastet.

Auch hier gilt wieder: Jede Familie hat andere Bedürfnisse. Der Wochenbettzeit sollte aber allgemein wieder mehr Bedeutung geschenkt werden. Es ist die Zeit, in der die neugeborene Familie zusammenfindet. Mutter und Kind gewöhnen sich aneinander und erholen sich von der Geburt. Die Wochenbettzeit ist eine sehr sensible und störanfällige Zeit. Legt man jedoch bereits während der Schwangerschaft die Grundlage für eine harmonische und entspannte Wochenbettzeit durch die frühzeitige Organisation von Hilfe und Entlastung, tut man damit vor allem Mutter und Kind etwas Gutes.

Beide werden davon profitieren, wenn sie die Wochenbettzeit möglichst ungestört und stressfrei erleben können.

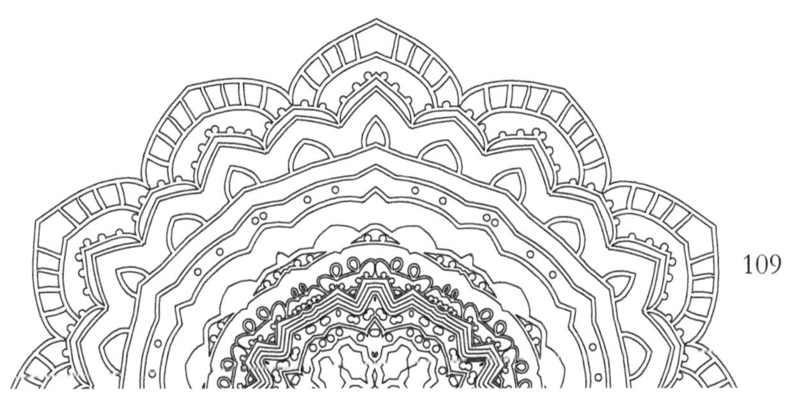

Meine Wochenbett-Vorbereitung

Wer kann mich im Wochenbett unterstützen?

Wie stelle ich mir die Wochenbettzeit vor?

Was erwarte ich mir von meinem Partner?

Welche Aufgaben kann ich an wen delegieren?

Wer ist als Besuch in der ersten Zeit erwünscht?

Wer soll uns in der ersten Zeit in keinem Fall besuchen?

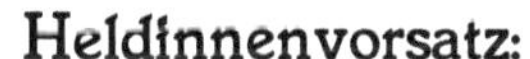

Heldinnenvorsatz:

Die Heldin in mir ist eine Träumerin. Sie träumt in den schillerndsten Farben von der bevorstehenden Geburt.

Ich weiß ganz genau, was ich will.

Ich weiß, wie ich mir die Geburt meines Kindes vorstelle. Ich weiß, wo sie stattfinden wird und wen ich mir in den entscheidenden Stunden an meiner Seite wünsche.

Und ich weiß, was ich tun muss, um meine Träume Wirklichkeit werden zu lassen. Ich habe die Schwangerschaft über meine Urkräfte aktiviert und weiß, dass ich der Geburt gelassen entgegenblicken kann.

Aus der Schwangerschaftsheldin werde ich zur Heldin meiner Geburt.

Ich werde eine Superheldin sein!

Schwanger: eigenverantwortlich und entspannt!

Viel wird derzeit geredet von der selbstbestimmten Geburt. Doch bereits die Schwangerschaft kann selbstbestimmt und eigenverantwortlich gestaltet werden. Das darf geübt werden.

Die gängige Praxis der medizinischen Schwangerenvorsorge, die sehr auf Risikoorientierung ausgerichtet ist und selbst für Hebammenbetreuung kaum Spielraum lässt, führt dazu, dass die Mehrheit der werdenden Mütter die Verantwortung für ihre Schwangerschaften an Außenstehende, sogenannte Experten, abgibt.

Für viele Frauen mag das bequem sein und es wird nicht hinterfragt. Aber es gibt auch Alternativen! Jede Frau hat die Möglichkeit, selbst zu entscheiden, welche Untersuchungen sie durchführen lassen möchte und auf welche Untersuchungen sie lieber verzichtet. In Österreich hat das zwar gewisse finanzielle Einbußen zur Folge (Kürzung des Kinderbetreuungsgeldes), aber die Verantwortung für die Schwangerschaft und das Kind kann letztendlich niemand anders für die Mutter übernehmen. Sie allein trägt die Verantwortung und sie allein trägt die Entscheidungen!

Frauen, die bereits während der Schwangerschaft eigenverantwortlich handeln, werden sich auch bei der Geburt nicht so leicht das Zepter aus der Hand nehmen lassen. Eine Schwangerschaft ist – auch wenn uns manchmal der Anschein vermittelt wird – in erster Linie ein natürlicher Vorgang und keine behandlungsbedürftige Krankheit. Daher können wir die Sache ruhig etwas entspannter angehen und uns an diesem außergewöhnlichen Zustand erstmal erfreuen.

Wir können die Bauchzeit so gut es geht genießen, denn sie vergeht viel zu schnell. Und wir können ganz bewusst unser Leben so gestalten und unseren Alltag so organisieren, dass wir die besten Voraussetzungen schaffen, um dem in uns wachsenden neuen Leben die bestmöglichen Startbedingungen zu geben – während wir gleichzeitig unser eigenes Wohlergehen und unsere eigene Gesundheit fördern.

Keine Vorsorgeuntersuchung kann unseren Körperzustand positiv beeinflussen, aber wir selbst können das. Wir selbst haben es in der Hand, für uns und unsere Kinder Sorge zu tragen. Wir selbst tragen die Verantwortung. Und das können wir mit Genuss und ganz entspannt machen!

Wer die Schwangerschaft auf diese Weise selbstbestimmt erlebt, wird der Geburt gelassen entgegenblicken. Die Geburt ist dann nicht die angstmachende Unbekannte, sondern ein weiterer logischer Schritt am Weg zur Mutterschaft.

Starke und eigenmächtige Frauen werden als verwurzelte Heldinnen aus der Geburt hervorgehen und mit dieser Heldinnenkraft in das neue Leben mit dem Säugling starten.

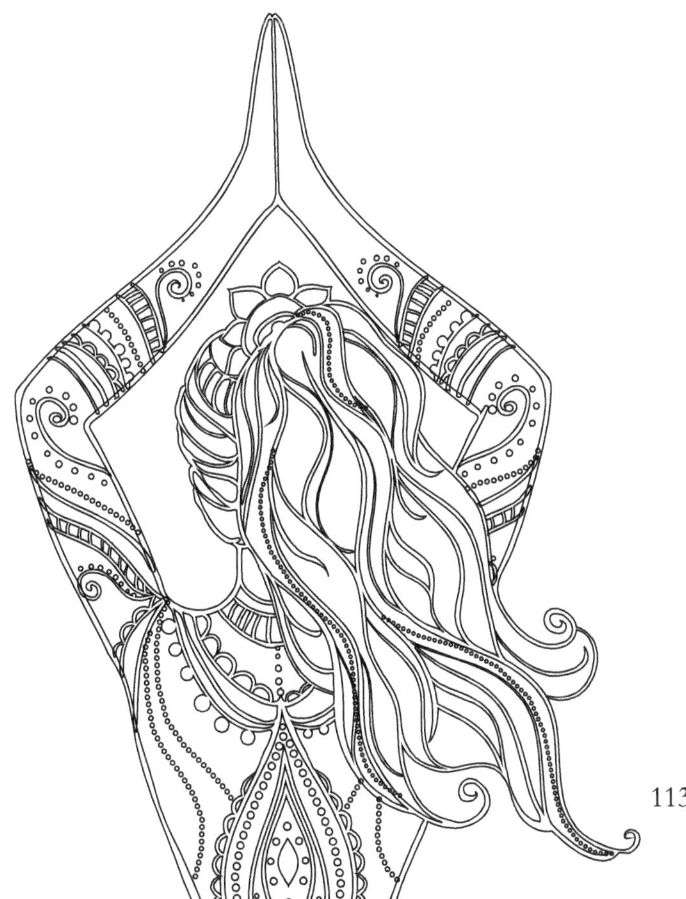

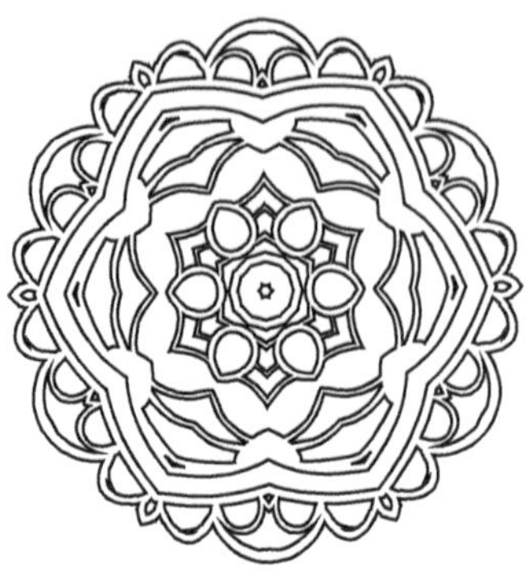

Literaturverzeichnis

ARVAY, Clemens G. (2012): Der große Bio-Schmäh: Wie uns die Lebensmittelkonzerne an der Nase herumführen. Ueberreuter. Wien.

BLOEMEKE, Viresha J. (2013): Die Eroberung eines fremden Landes. In: Hebammenforum. Das Fachmagazin des Deutschen Hebammenverbandes.14. Jg. März 2013: 215-219.

BROGAN Kelly (2014): A New Leaf: 8 Conscious Choices for a Healthier Pregnancy. In: Pathways to Family Wellness. Published by The International Chiropractic Pediatric Association. Issue 41, Spring 2014.

CHOPRA, Deepak et al. (2005): Die Reise ins Leben. Schwangerschaft und Geburt bewusst erleben. Knaur Ratgeber Verlage. München.

CONNELL, Laurel Bay (2014): The Pregnancy Circle: Preparing for Motherhodd One Breath at a Time. In: Pathways to Family Wellness. Published by The International Chiropractic Pediatric Association. Issue 41, Spring 2014.

DAHLKE Ruediger (2011): Peace Food. Wie der Verzicht auf Fleisch und Milch Körper und Seele heilt. Gräfe und Unzer. München.

DAVIS, Elizabeth & PASCALI-BONARO, Debra (2010): Orgasmic Birth. Your guide to a safe, satisfying, and pleasurable birth experience. Rodale. New York.

GASKIN, Ina May (2008): Die selbstbestimmte Geburt. Handbuch für werdende Eltern. Mit Erfahrungsberichten. Kösel-Verlag. München.

HOLLERSEN (2014): Aufgeklärte Schwangere verzichten öfter auf Tests. In: Die Welt. www.welt.de/132750356

HIDAS, György & RAFFAI, Jenö (2010): Nabelschnur der Seele. Psychoanalytisch orientierte Förderung der vorgeburtlichen Bindung zwischen Mutter und Baby. Psychosozial-Verlag, Gießen.

LEBOYER, Frèdèrick (2007): Weg des Lichts. Yoga für Schwangere – Übungen, Texte, Bilder. Schirner Verlag .Darmstadt.

MOSER, Doris (2016): Der überwachte Bauch – Wie viel ärztliche Schwangerenvorsorge brauche ich wirklich? edition riedenburg. Salzburg.

MOSER, Doris & SCHMID, Sarah (2016): Mein privater Mutterpass – Meine Schwangerschaft selbst dokumentiert. edition riedenburg. Salzburg.

MOSER, Doris & STROHMAIER, Marion (2013): Lebensreise – Lebenskreise. Rituale und Bräuche rund um die Geburt. Books on Demand. Nordcrstedt.

NORTHRUP, Christiane (2010): Frauenkörper Frauenweisheit. Wie Frauen ihre ursprüngliche Fähigkeit zur Selbstheilung wiederentdecken können. Goldmann. München.

OBLASSER, Caroline (2013): Brüt es aus! Die freie Schwangerschaft: Methode mit Mama, Baby und Co. edition riedenburg. Salzburg.

ODENT, Michel (2005): Es ist nicht egal, wie wir geboren werden. Risiko Kaiserschnitt. Patmos Verlag. Düsseldorf und Zürich.

OHLIG, Adelheid (2012): Luna Yoga für Gesundheit und Lebenslust. nymphenburger. München.

SCHMID, Sarah (2014a): Alleingeburt. Schwangerschaft und Geburt in Eigenregie. edition riedenburg. Salzburg.

SCHMID, Sarah (2014b): Babyzauber. Dein persönlicher Begleiter für eine entspannte Schwangerschaft, Geburt und erste Babyzeit. edition riedenburg. Salzburg.

WETTSTEIN, Dorothea (2000): Yoga im Mond für Schwangere. Eugen Ketterl Verlag. Wien.

www.ingramcontent.com/pod-product-compliance
Ingram Content Group UK Ltd.
Pitfield, Milton Keynes, MK11 3LW, UK
UKHW042008190726
13854UKWH00005B/2216

9 783903 085053